U0746236

• 中医名家经方治验丛书 •

心血管疾病
经方治验

主编 畅洪昇

中国医药科技出版社

内 容 提 要

本书为《中医名家经方治验丛书》之一，系统整理了诸多中医名家应用经方治疗心血管疾病的临床验案。全书分为上、中、下三篇。上篇为西医疾病篇，介绍了名家治疗高血压、冠心病、风湿性心脏病等各种心血管疾病的验案；中篇为中医病证篇，介绍了名家治疗胸痹、心悸的验案；下篇为常用经方篇，总结了治疗各种心血管疾病常用且疗效显著的经方。

图书在版编目（CIP）数据

心血管疾病经方治验／畅洪昇主编.—北京：中国医药科技出版社，2016.2

（中医名家经方治验丛书）

ISBN 978-7-5067-8044-5

Ⅰ.①心… Ⅱ.①畅… Ⅲ.①心脏血管疾病-经方 ②心脏血管疾病-中医疗法 Ⅳ.①R289.2 ②R259.4

中国版本图书馆 CIP 数据核字（2015）第 311462 号

美术编辑 陈君杞
版式设计 郭小平

出版　中国医药科技出版社
地址　北京市海淀区文慧园北路甲 22 号
邮编　100082
电话　发行：010-62227427　邮购：010-62236938
网址　www.cmstp.com
规格　710×1000mm ¹⁄₁₆
印张　13¾
字数　155 千字
版次　2016 年 2 月第 1 版
印次　2023 年 4 月第 2 次印刷
印刷　三河市万龙印装有限公司
经销　全国各地新华书店
书号　ISBN 978-7-5067-8044-5
定价　**39.00 元**

《心血管疾病经方治验》

编委会

出版者的话

　　本套丛书所言"经方"专指《伤寒论》《金匮要略》中的方剂，即张仲景方。

　　张仲景所创方剂，首首精当，方方奇妙，被誉为"医方之祖"，一直以来，备受名家推崇。举凡中医大家，无不服膺仲景之学，精研仲景之书，善用仲景之方。

　　为了更好地总结经方应用成果，探索经方应用规律，我社组织专家教授编写了本套《中医名家经方治验丛书》。丛书共 8 个分册，分别为：呼吸病经方治验、心血管疾病经方治验、消化病经方治验、泌尿系疾病经方治验、内分泌代谢病经方治验、神经精神疾病经方治验、妇科疾病经方治验、肿瘤经方治验。

　　本套丛书全面收录了刘渡舟、关幼波、邓铁涛、张琪、何任、祝谌予、颜德馨、李今庸等中医名家临床应用经方的经典案例及治疗心得，最后，对临床各科经常用到的经方予以归纳总结，具有很强的实用性和文献参考价值。

　　希望本套丛书的出版，能加深读者对经方的理解和认识，提高诊疗水平，更好地服务于临床。

中国医药科技出版社

2016 年 1 月

目 录

上篇 西医疾病篇

中篇　中医病证篇

下篇 常用经方篇

上篇
西医疾病篇

第一章 | 高血压

高血压是指收缩压≥140mmHg 和/或舒张压≥90mmHg 的一种动脉血压增高的疾病。本病有缓进型和急进型两种，病情急骤变化，血压急剧升高者可出现高血压危象和脑病。

本病属于中医"眩晕""头痛"范畴。其发病机制涉及虚、火、风、痰、瘀等，尤以肝肾阴虚为主。

高血压病多因情志过极、内伤虚劳引起脏腑阴阳消长偏盛所致。临床以肝风、肝火较为常见，但随着病情的进一步发展，久热伤阴，形成阴虚阳亢。阴损及阳，还可表现出脾肾阳虚症状。临证当以此病机为基础，选用经方治疗。

案1 万友生吴茱萸汤案

万某某，男，51岁。

初诊：1963年2月19日。久患高血压病，经治数年少效。现在血压高达 220/140mmHg，头晕甚而巅顶重痛，头皮麻木，切其指甲不知痛痒，两目迎风流泪，四肢麻痹无力，神疲，怯寒甚（每当天寒风大时即不敢外出），如受凉即胸胃隐痛，口淡出水，饮食减少而喜热恶冷，时或噫气吐酸，大便不调（时闭时通，时结时溏，但溏时较多）而粪色淡黄，小便不利而尿色清白，面色晦暗而浮肿，声音重浊，舌暗淡而润滑，脉弦劲而迟。此属厥阴阴盛阳衰，浊阴冲逆所致。法当温肝降逆，投以吴茱萸汤方加味：吴茱萸15g，生姜15g，大枣15g，党参15g，黑锡丹3g（分3次吞）。

二诊：2月24日。服上方5剂，头晕减轻，血压稍降，精神、胃纳稍见好转。但药下咽后，即有短暂时间的胃中嘈杂微痛感，稍进饮食即止。守上方加重大枣为30g，更加青木香15g。

三诊：3月2日。再进上方5剂，药下胃中已无嘈杂微痛感，头晕续减，巅顶痛除，头皮麻木感大减，面色渐见开朗，怯寒大为减轻，血压降至160/110mmHg，守上方再进。

四诊：3月9日。续服上方后，头晕减而复增，血压复升至180/120mmHg。虑其阳损及阴，恐非纯阳方剂所能竟功，乃改用阴阳双补法。熟附子15g，肉桂末3g（冲），熟地15g，山萸肉10g，山药15g，云苓10g，丹皮10g，泽泻10g，川牛膝10g，车前子10g。

五诊：3月11日。服上方1剂，即感不适，头痛，胸胃亦痛，坐卧不宁，不能入寐，二便不利，怯寒复甚，饮食复减，血压又升至200/120mmHg，可见阴未受损，阴药难投，仍应坚持前法。吴茱萸15g，生姜15g，大枣30g，党参15g，旋覆花15g，代赭石15g。

六诊：3月12日。服上方1剂，即得安睡良久，醒来大便1次，先硬后溏，小便2次甚畅利，精神觉爽，口味转佳，胸胃痛减，但噫气吐酸较甚，守上方加大剂量。吴茱萸24g，生姜20g，大枣60g，党参15g，旋覆花24g，代赭石24g。

七诊：3月14日。再进上方2剂，血压降至190/120mmHg，胸胃痛渐解除，精神、胃纳均佳，惟大便又闭，除守上方再进外，另用陈皮、甘草各15g，煎汤代茶。

八诊：3月16日。再进上方2剂，大便通畅，面部浮肿见退，仍守上方加重大枣为90g，党参、生姜各为30g。

　　九诊：3月20日。再进上方4剂，头晕渐除，晨起已不觉晕，面浮肿基本消退，精神、睡眠、饮食均佳，大便日行1次，粪已成条，血压已降至180/120mmHg，守上方再进。

　　十诊：3月26日。再进上方6剂，头晕基本消失，沉重麻木感全除，面色由晦转明，噫气减少，二便正常，脉已不迟，弦象亦减，但血压未见续降，仍守上方再进。

　　十一诊：4月1日。再进上方6剂，一切情况良好，惟血压未见续降，仍守上方加重代赭石为60g。

　　十二诊：4月7日。再进上方6剂，血压降至150/90mmHg，守上方再进。

　　十三诊：4月19日。再进上方12剂，血压稳定在140/80mmHg的正常范围已多日，仍守上方再进以巩固疗效。患者坚持上方服至4月底，血压一直正常，精神眠食均佳，上班工作。

【原按】

　　综观上述症候，可以看出头晕巅顶痛是主症。此症有阴阳之分，大致地说，头晕巅顶痛而拒按，喜冷恶热，脉弦而数者，属阳证，一般称之为"厥阳头痛"，亦用大定风珠等方主治；头晕巅顶痛而喜按，喜热恶冷，脉弦而迟者，属阴证，一般称之为"厥阴头痛"，宜用吴茱萸汤等方主治。三阴经脉惟足厥阴一支与督脉会于巅顶，故厥阴病无论阴风或阳风冲逆，都可出现晕痛拒按、喜冷恶热、脉弦而数等症，而宜用具有滋肝助阴抑阳的大定风珠等方以清降之；阴风冲逆的，必阳虚而寒，故现晕痛喜按、喜热恶冷、脉弦而迟等症，而宜用具有温肝助阳抑阴的吴茱萸汤等方以温降之。本案显然属于后者。至其所兼见的面色晦暗而浮肿，两目迎风流泪，口淡出水，饮食减少而喜热恶冷，受寒则胸胃隐痛，噫气吐酸，二便不调等症，则是因为厥阴阴盛阳虚，木邪侮土，土虚不能制水，浊阴或随阴风而上泛，或随木郁气滞而内结所致。这和《伤寒论·厥阴病》篇所谓"干呕，吐涎沫，头痛者，吴茱萸汤主之"，是完全符合的。按西医学所称之高血压病，中医临床观察，多见肝阳上亢之证，大都宜用滋水平木的清降方剂，极少见有用助阳抑阴的温降方剂者。因此，我对本案颇感兴趣。本案之所以能够达到治愈目的，主要是坚持了大剂的吴茱萸汤以温肝降逆，其次是加用了大剂的旋覆花、代赭石以化浊平冲。但本案在治疗过程中是有些缺点的，这主要是由加青木香到改用肾气丸这一点。青木香虽有疏和肝木的作用，但只适宜于肝之阳证，而不适宜于肝之阴证，所以久用之后，血压降而复升。当时不但未注意到此，反而虑及阳损及阴，改用肾气丸阴阳兼顾，几乎反胜为败。通过这例治验，还获得了这样一个体会，即中医临床应该按照中医的学术体系严格进行辨证论治，才能提高疗效。不能从中西医病名上随便对照，以致抱有治疗成见。例如本案，经诊断为高血压病已历数年之久，如果对高血压病抱有肝阳上亢的成见，一味地采用滋水平木的清降方剂，可以断言，不但无效，而且势必加剧，这可从本案一度误用阴寒药后加剧获得证明。又如果对高血压病抱有只能用镇静的寒药而不能用兴奋的热药的成见，必难治愈本例高血压病，这可从本案数年久服清降或镇静的中西药而无效获得证明。当然，不可否认，在临床上，高血压病适宜清降法的较多，而适用温降法的较少，则是事实。因此，本案运用大剂吴茱萸汤温降高血压，只能看成是一个特殊的例子，必须按照中医的方法辨证，一定要有是证，才能够用是方。

　　还有必要指出的是：①吴茱萸大辛大热和其他大辛大热的药如附子、干姜、肉桂等不同的特点是温而能降，故前人有"吴茱萸下气最速"之说，凡浊阴壅阳向上冲逆之证，用吴茱萸温降浊阴是有卓著疗效的。但此药对胃黏膜有强烈的刺激作用，大量使用时，必须根据具体病情，适当地和以甘药，如大枣等。本案初服吴茱萸汤，药下即有胃中嘈杂微痛感，就是因为茱、枣等量辛多甘少之故。所以复诊即倍用大枣以和其胃，并随着吴茱萸的用量增加而增加，患者服后始感胃中舒适。当然这是就本案厥阴阳虚，浊阴上逆之证而言，若就脾肾阳虚，浊阴壅中的腹胀满症来说，则"吴萸下壅"（《本草述钩元》），正其所宜，而大枣壅中，正其所忌，又未可执一而论。②代赭石具有平肝镇逆的作用。张锡纯认为："赭石……善镇逆气，降痰涎，止呕吐，通粪结，用之得当，能建奇效……生研服之不伤肠胃，即服其稍粗之末亦与胃肠无损，且生服则氧气纯全，大能养血……若煅用之则无斯效，煅之后以醋淬之，尤非所宜。且性甚和平，虽降逆气而不伤正气，通燥结毫无开破，原无须乎煅。"现代药理研究证明代赭石能收敛胃肠壁，保护黏膜面，若被机体吸收，除能促进红细胞及血红蛋白的新生外，并具有镇静中枢神经的作用。近时临床医生治疗高血压病常用的镇肝息风汤（张锡纯方），代赭石即方中主药之一。虽然此方只适宜于厥阴风阳上鼓的高血压病，而不适宜于厥阴浊阴上逆的高血压病，但代赭石性味和平，高血压病用以平肝降逆，则无论阳证或阴证都可用。故本案从五诊起，都在吴茱萸汤方中加用了旋覆花和代赭石（不只是针对其噫气而加）。并在一切情况良好而血压未见续降的情况下，加重代赭石为60g，竟使血压迅速恢复正常，可见此药降压的良好作用，是遍及于高血压病的阴阳两证的。

摘自：王鱼门. 万友生医案选. 上海中医药大学出版社，1997：104-107.

案2　邢锡波吴茱萸汤案

温某，女，46岁。

因肝火炽盛有头晕目眩、心悸、失眠、血压上升（血压195/125mmHg）等症状，用清肝镇逆降压之剂，连服28剂，血压显著下降，头不眩晕，心不悸，而能眠。后按此方仍继续服用，渐至胃脘膨闷，四肢厥冷，食欲减退，消化不良，头部眩痛，不敢起立，有时呕吐涎沫。医者认为乃血压再次升高所致，检查血压 140/100mmHg，诊其脉则两手弦细无力，舌苔白腻多津。据脉断证，认为系因过服苦寒清肝之品，损伤肝阳，摧残胃气，肝寒气逆所致。宜温肝散寒降逆健脾，予吴茱萸汤加减。处方：吴茱萸 10g，野党参 12g，半夏 10g，厚朴 6g，生赭石 12g。连服 3 剂，症状消失，后以和胃降逆之剂，调理十数日，恢复正常。

【原按】

伤寒之方并非为一病而设，而是在任何疾病的发展或恢复的过程中，出现共同症状，而使用同一方法。急性病能用，慢性病亦能用，关键看辨证是否准确，运用是否适宜，才能衡量该方疗效高低。吴茱萸汤是治脾胃虚寒、胃气上逆之方剂。而由于胃气虚寒出现的干呕、吐涎沫、头痛亦可用之。脾胃虚寒证，其脉象必是细弱或沉微，如再加上干呕、吐涎沫、头痛的症状，可以吴茱萸汤治之。

摘自：邢锡波．邢锡波伤寒论临床实验录．人民军医出版社，2012：315.

案3　张羹梅旋覆代赭汤案

徐某某，男，70 岁。

初诊：1972 年 3 月 24 日。主诉：吞咽困难半月。病史：有高血压病史数十年。半月来进食困难，进食后则打呃，甚则呕吐。心浊音界向左下移位，心尖区可闻及Ⅱ级收缩期杂音，主动脉瓣第二心音亢进。食管吞钡透视：左心扩大，主动脉弓增宽扭曲，压迫食管，致钡剂流动不畅；食管黏膜正常。血压 160/110mmHg。诊断：高血压病、高血压性心脏病。医案：食则打呃，中脘胀闷，甚则膈塞不通，呕吐酸水，脉弦，苔腻。肝气横逆，胃失和降。治拟理气降逆，健脾和胃。方宗旋覆代赭汤合丁香柿蒂散。旋覆花 9g（包），代赭石 30g（先煎），太子参 12g，茯苓 9g，赤白芍各 9g，炙甘草 3g，小川连 3g，淡吴萸 1.8g，姜竹茹 9g，沉香曲（包）9g，公丁香2.4g，柿蒂3枚。4剂。

二诊：3月28日。上药服后，打呃见减。鼻塞头痛，有外感之象，应用川芎茶调散加减以撤邪为治。

三诊：4月6日。外邪已解，打呃又剧，大便作溏，脉沉细，苔白腻。胃气上逆，脾气下陷。方以益脾气，降胃逆。潞党参12g，焦白术9g，云茯苓9g，炙甘草3g，姜半夏12g，广陈皮4.5g，乌梅肉4.5g，旋覆花9g（包），代赭石30g（先煎），公丁香3g，柿蒂4枚，刀豆子9g，沉香片0.9g（吞）。4剂。疗效：服以上加减方共9剂后，呃逆显著好转，血压亦逐渐下降。1个月后，呃逆又作，上方又进3剂，即安。

摘自：张羹梅.张羹梅医案.上海科学技术出版社，2008：55.

案4　印会河苓桂术甘汤案

叶某，女，56岁。

因高血压180/130mmHg，在县医院住院，护理人员要求其绝对卧床休息，但老人坚决不同意，自动离床走出病房多次。医院求会诊于余，余当时因会诊人数太多，乃请年轻大夫代为诊视，回来共同商量处方。据诊毕报告，该病人无自觉症状，脉不弦，苔薄白，饮食如常，自谓无病，故不愿卧床，而急切要求出院。年轻大夫提出用温化水饮方治疗，余即表示首肯，遂投苓桂术甘汤加味，茯苓3g，桂枝9g，白术9g，甘草9g，泽泻15g，猪苓9g。服2剂，血压已恢复正常。3剂服毕，病人坚持要求出院，家属无奈，遂接出院。停药观察月余，未见波动。

【原按】

如此病人，临床见之不少，温化水饮，已成有效常用之方。其机制有待研究。盖利尿之方，常有降血压的作用。

摘自：印会河.印会河中医内科新论.化学工业出版社，2010：250.

案5　黄文东桂枝加龙骨牡蛎汤案

顾某某，男，55岁，干部。

1975年9月27日初诊：患高血压病已6年，最高220/140mmHg，一般在150~160/110 mmHg。前月开始胸闷、心悸、怕冷、手足无力，夜不安寐。近来更觉心中懊侬，惴惴不安，时而燥热汗出，头晕目眩。舌淡青，苔白腻，脉弦。据病情分析，血压较高，头晕目眩，属于肝阳上扰；甚至燥热汗出，脉弦，为肝旺之象。病久不愈，由阳亢而转阴虚，由阴血虚而阳亦渐衰，表现为心阳不振之象，故见胸闷、心悸、怕冷、乏力等症。前医用瓜蒌薤白桂枝汤，炙甘草汤去桂枝加龙骨、牡蛎之类，服药后反增燥热不安，并有心中懊侬之感。今拟用桂枝加龙骨牡蛎汤加减。桂枝二钱，赤芍四钱，炙甘草二钱，煅龙骨一两，煅牡蛎一两，陈皮三钱，姜半夏三钱，茯苓四钱，郁金三钱。5剂。

10月4日二诊：症如上述，有时多思多虑，渐渐遍体燥热。再予前法。原方加浮小麦五钱，佛手一钱半。6剂。

10月11日三诊：时时燥热，汗出畏寒，心中懊侬、惴惴不安等症有所减轻。仍守原意。桂枝二钱，赤白芍各四钱，炙甘草二钱，煅龙骨一两，煅牡蛎一两，淮小麦一两，郁金三钱，陈皮三钱，姜半夏三钱，茯苓四钱，佛手一钱半，仙灵脾三钱。

服本方20余剂，胸闷、多思多虑、燥热汗出渐减，心悸、懊侬、畏寒等时轻时重。舌质淡青，苔薄白腻，左脉弦。治以前法。桂枝二钱，赤白芍各三钱，炙甘草二钱，淮小麦一两，煅龙骨一两，煅牡蛎一两，仙灵脾三钱，茯苓四钱，炙远志一钱半，陈皮三钱，黄芪片（吞服）一钱。

连服30余剂，症状一度减轻，于12月6日复诊时肝阳又亢，午后燥热阵阵，汗出不多，心悸懊侬，时见头晕，睡眠仍差。舌质淡青，苔中薄白，脉弦。前方再加平肝潜阳安神之品。桂枝二钱，赤白芍各三钱，炙甘草二钱，淮小麦一两，煅龙骨一两，煅牡蛎一两，珍珠母一两，朱茯苓三钱，夜交藤一两，合欢皮四钱。

上方服用1个月余，1月17日复诊时燥热心烦等均好转，自觉脉跳不均，胸闷，胁肋窜痛，脉弦。前方加活血利气之品。桂枝二钱，炙甘草二钱，煅龙骨一两，煅牡蛎一两，紫石英五钱，莲子肉三钱，朱茯苓三钱，郁金三钱，延胡索三钱，旋覆梗三钱，降香二钱。此后以上方为基础，连续服药50剂，诸症日趋减轻。血压平稳，维持在140/90mmHg左右。

【原按】

本案经黄老诊后，认为患者胸中烦闷，心悸畏寒，手足无力，舌质淡青，系属心阳不足，阳气不能输布；而头晕目眩，烘热汗出，脉弦，又为阴血亏虚，肝阳上扰之证。病情复杂，寒热交错，立方必须适当兼顾。用药既不应清凉滋腻，反增胸闷怕冷；又不宜辛燥助阳，引起燥热不安。故初诊时即选用仲景桂枝加龙骨牡蛎汤加减，用桂枝、甘草以振心阳，配芍药以和营血，加龙骨、牡蛎以镇心神，兼有平肝潜阳作用。以此方为基础，随症加减，缓缓图治。经几个月的治疗，诸症日渐减轻，病情得趋稳定。嘱其今后还需避免情绪过于波动以及进食辛辣刺激之物，以防复发。

摘自：朱世增.黄文东论脾胃病.上海中医药大学出版社，2009：86.

案6　聂惠民瓜蒌薤白半夏汤合小柴胡汤案

患者，男，55岁。

2008年11月7日初诊：头晕多年，近2个月加重，并伴心慌。患者自述患高血压5~6年，西药降压已经2年，2008年8月27日化验提示血脂高（三酰甘油5.08 mmol/L），B超提示脂肪肝，心脏彩超提示主动脉硬化和左心室舒张功能减低。诊见患者形体肥胖，头晕，伴心悸，睡眠尚可，便每日 1 行，时便溏，舌质略暗、苔薄，脉沉弦。中医诊断：眩晕。西医诊断：高血压、高血脂。辨证：痰浊内盛、肝阳上亢。立法：解郁平肝化浊。处方：瓜蒌薤白半夏汤合小柴胡汤加减。药用：瓜蒌皮 15g，薤白 10g，法半夏 10g，柴胡 10g，黄芩 10g，天麻 10g，炒白芍 15g，生黄芪 25g，虎杖 15g，党参 20g，生龙骨、生牡蛎各 30g，牡丹皮 15g，茯苓 20g，决明子 6g，炒白术 15g，百合 30g，葛根 15g。每日 1 剂，水煎服 14 剂。

二诊：药后症减，心悸减轻，睡眠多梦，余症如前。前法进退，上方去黄芩、决明子、炒白术，加枸杞子 15g，丹参 15g，菊花 15g。继服 14 剂。

三诊：诸症大减，已能正常工作、生活，上方略做调整，调治 3 个月，血压平稳，血脂降低（2009 年 1 月 14 日查：三酰甘油 4.77 mmol/L），诸症基本消失。

【原按】

高血压病多属于中医"眩晕"范畴，其常见的病因病机是肝阳上亢、肝风内动，常用的治疗方法是平肝潜阳、镇肝息风。本案患者素体肥胖，易于急躁，中医认为"肥人多湿，胖人多痰"，故该患者为痰浊内盛、肝阳上亢之体质；头晕、心慌、苔厚，为痰浊内阻、肝风上扰之象；大便时溏为木旺乘土、脾不升清；舌象、脉象也为痰浊内盛、肝阳上亢之象。本案眩晕之病机是痰浊内盛、肝阳上亢，同时伴有木旺乘土、脾不升清。因此，治疗不能单纯平肝潜阳息风，而应谨守病机，采用解郁平肝、祛痰化浊法，用瓜蒌薤白半夏汤合小柴胡汤加减。瓜蒌薤白半夏汤和小柴胡汤两方均出自张仲景《伤寒论》，前者是《金匮要略》治疗痰饮壅塞胸中之胸痹证的方剂，后者是《伤寒杂病论》治疗少阳证的主方。其中瓜蒌清热化痰散结，薤白通阳宽胸化痰，半夏祛痰散结降逆。柴胡、黄芩既能疏利少阳枢机，又能调达气机升降，更使内外宣通，气血条达；黄芩又可清热。两方合用解郁平肝化浊。中医认为"无风不作眩""无痰不作眩"，故在祛痰化浊同时，加天麻平肝息风；生黄芪、党参、茯苓补气健脾，治生痰之源；百合、白芍、菊花养肝阴以平肝阳，柔肝体以和肝用；丹参、牡丹皮清肝凉血，活血化瘀；生龙骨、生牡蛎沉降平肝。诸药合用，眩晕自愈。

摘自：路广林，张秋霞，郭华. 聂惠民运用经方合方临证治验举隅［J］. 北京中医药，2011，（7）：500.

案7 毛德西葛根黄芩黄连汤案

樊某，男，49岁，干部。

患高血压病2年，曾用复方罗布麻、卡托普利等药物治疗，血压170/95mmHg降至140/87mmHg，但头晕，颈项不舒（如落枕感），口干黏苦未见减轻。刻诊时舌质暗红，苔薄黄，脉象沉弦细紧。脉症合参，辨证为痰火上扰，经脉失柔证，拟葛根黄芩黄连汤加味：葛根15g，黄芩10g，黄连10g，赤芍30g，天竺黄10g，生甘草5g。服用7剂，头晕有所减轻，但颈项不舒等症仍存，上方葛根加至30g，并加用芦根30g，服5剂，头晕已去大半，颈项舒展自如，血压已趋平稳。继服7剂，症状如失。

【原按】

葛根确有良好的温和降压和改善脑及冠状动脉血液循环的作用。主含葛根总黄酮的愈风宁心片就是近年来研制出的具有降压作用的新中成药，毛老师着意用解表清里的葛根黄芩黄连汤治疗高血压病项背紧痛者，方中黄芩、黄连既是清心降火的良品，又有显著的降压作用；加赤芍以活血化瘀，加天竺黄以清化热痰。全方组合，对于痰火上攻、头颈血瘀的高血压病，可收舒展经脉、清脑降压的作用。应用此方治疗高血压之眩晕，需注意内热指征，如脉数或苔黄。不可一见项背紧痛便用此方，以免以药误证。

摘自：王志刚. 毛德西教授运用经方治疗高血压病四则. 中国医药指南，2008，（24）：335-336.

案8　毛德西柴胡加龙骨牡蛎汤案

徐某，男，46岁，商人。

半月前出现头痛脑胀，自以为体健，而未予重视。1周前在家属劝解下，到社区医疗站测量血压，时为180/115mmHg，颇为吃惊，继增心烦、急躁、失眠之苦，因其兄患脑血管病半身不遂而事业中断，恐步其后尘，终日心烦不宁，急躁上火，口干而渴。初诊时脉来弦紧而数，舌苔薄黄，中部干燥。考虑为肝胆郁火上逆，郁于脑则头痛，郁于心则烦躁，郁于胃则口渴。治当泻其有余，以解郁泻火安神为法。取柴胡加龙骨牡蛎汤加味：柴胡10g，黄芩10g，生大黄6g，茯神10g，桂枝5g，龙骨、牡蛎各30g，清半夏10g，生磁石30g（先煎），生姜5g，大枣5枚（切），生甘草10g。连服5剂，头痛脑胀减轻，但仍心烦燥渴。原方加入麦冬30g，焦栀子10g。服用6剂，脉来和缓，舌生津液，夜眠转好，血压稳定在140～150/90～95mmHg，继服12剂，诸症告愈。

【原按】

毛老师认为：本例除主症头痛外，心烦不宁、急躁失眠亦是重要指征。《伤寒论》云："伤寒八九日，下之，胸满，烦，惊，小便不利，谵语，一身尽重，不可转侧者，柴胡加龙骨牡蛎汤主之。"后世医家认为，"烦，惊"二字不可忽视。烦，包括烦恼、急躁；惊，包括惊悸、失眠、谵语等。由此，该方引申用于瘫病、神经官能症、癫痫、精神分裂症、高血压、动脉硬化、心脏瓣膜病等多种疾患，凡涉及头痛、眩晕、惊悸、失眠、精神障碍者，均可参考选用。该方补泻兼施，和解镇固、散郁降逆，功效极其全面。本例剔除原方中铅丹，改用磁石镇固守神、潜其浮阳；加入麦冬滋阴养心，栀子去心火以解郁。诸郁解散，少阳枢机转运有序，由郁结而形成的高血压，自然会随之而降。

摘自：王志刚．毛德西教授运用经方治疗高血压病四则．中国医药指南，2008，（24）：335-336．

案9　叶桔泉大柴胡汤案

林某，女，48岁。

常觉胸脘郁闷，心悸怔忪，两胁下气胀，时有微热，形寒头痛，恶心泛呕，血压200/100mmHg，性情急躁，发作时颜面潮红，耳鸣，眩晕，月经断断续续，有时量多，2~3个月来1次，大便3~4日1次，干结，脉弦，舌有苔，胸腹部有压痛。予大柴胡汤，大黄用一钱，连服3剂，大便畅，胸闷改善较舒适，续服10剂，血压下降160/95mmHg，此后大黄改用五分，间日服，持续10剂而愈。

摘自：马永华．中国百年百名中医临床家丛书·叶桔泉．中国中医药出版社，2005：97．

案10　王付风引汤案

程某，男，58岁，郑州人。

主诉有10余年高血压病史，在2年前服用西药能将血压降至正常，近2年来服用西药未能将血压控制在正常范围之内，经常波动在160~180/115~130mmHg，近因病症加重前来诊治。刻诊：头痛，头晕目眩，急躁易怒，大便干结，小便短赤，乏力，手足麻木，口渴，口苦，舌质红，苔薄黄，脉弦数。辨为肝热动风证，治当清泻肝热，通阳降泄。给予风引汤加味。药用：大黄12g，干姜12g，龙骨12g，桂枝9g，甘草6g，牡蛎6g，寒水石18g，滑石18g，赤石脂36g，紫石英18g，石膏18g，黄芪24g。6剂，水煎服，每天1剂，每日分3服。

二诊：头痛止，头晕目眩减轻，复以前方6剂。

三诊：急躁易怒解除，继服前方 6 剂。

四诊：血压降为 135/95mmHg，病情稳定，为了巩固疗效，又以前方变汤剂为散剂，每次服用 3~5g，每日分 3 服。随访 1 年，血压维持在正常范围之内。

【原按】

根据急躁易怒、口渴、舌质红、苔薄黄辨为肝热，再根据大便干结、小便短赤辨为阳郁，因乏力、手足麻木辨为热伤气，以此辨为肝热阳郁证。方以风引汤清泻肝热，通阳降泄，加黄芪，以补益正气。方药相互为用，以奏其效。

摘自：苗小玲. 王付教授运用经方辨治高血压. 中国医药通报，2012，（2）：26.

案11　赵明锐侯氏黑散案

赵某，男，58 岁，农民。

患者虽为农民，但因会杀猪宰羊，平常喜食肥甘厚味，其身形胖大，腿粗腰圆，肌肉丰满，素无他疾。近日两腿疼痛而来院就诊，经检查发现血压 200/140mmHg，即住院治疗，给予西药降压，并配服侯氏黑散汤剂，每日 1 剂。服药 4 剂后，血压降至 170/120mmHg。后因故停服中药 1 周，仅以西药治疗，血压则不再下降。又加服侯氏黑散 4 剂，血压则又再度降至 150/110mmHg。后又停用中药，尽管使用各种西药降压，则血压一直停留在此水平，不再下降。又复以侯氏黑散治疗，继续下降至 140/110mmHg。在住院期间，其两腿疼痛随着血压的降低而逐渐减轻。出院时，两腿基本不疼。出院回家后，又将侯氏黑散制成散剂继服，每日12g，血压一直稳定在140/110mmHg。随访 5 个月来再未复发。

【原按】

本病案证实了侯氏黑散确有降血压的作用，并且进一步证实了侯氏黑散在某些情况下降压作用还超过了西药。高血压是慢性疾患，非短时间能治愈。如症状不太迫切时，可将本方研究为散剂，日服 12～15g，缓缓收功，以资巩固疗效。如病情严重，刻不容缓时，除配合西药降压外，可将此方用水煎服，菊花量可用 60g，其他药按比例类推。侯氏黑散治疗高血压到目前为止，病例不多，也缺乏系统的观察，究竟效果能达到何种程度，尚在探讨之中。但对方中药物的剂量比例，最好不要作无原则的更改，尽量保持原意，以便观察。

摘自：赵明锐. 经方发挥. 山西人民出版社，1982：57.

案 12　俞长荣肾气丸案

1974 年 1 月 5 日曾治林某女患者，43 岁，外科医生。

眩晕 1 个月，伴心悸易惊，性情急躁，夜睡多梦，胸膈痞闷，食欲尚可，大便较干。160～140/112～110mmHg，服降压药能暂时下降但又上升。半年内曾晕厥 2 次。西医拟诊为自主神经功能紊乱。患者面部微浮，舌淡苔白厚，脉象细缓。疑是肾阴亏虚，肾阳不足，水火失济，肝木失涵。阴虚阳浮而为晕，阴阳不相接续而为厥。法宜滋阴温阳，养肝纳肾。予金匮肾气丸改汤加牛膝、女贞、蒺藜。共服 20 剂余。

2 月 20 日复诊：据云在服药一个半月中，晕厥无发作，血压基本正常（未服其他降压药），除自觉胸前区稍有压束感外无其他伴症，唇红，舌象接近正常，脉仍细缓。继以济生肾气汤善后调理，至 3 月中旬诸症消失，血压正常，已重操外科手术工作。

摘自：朱世增. 近代名老中医经验集：俞长荣论伤寒. 上海中医药大学出版社，2009：43-44.

案 13　蒲辅周真武汤案

马某，女，70 岁。

　　1964 年 4 月 17 日初诊：发现高血压病 3 年，头晕头痛，耳鸣不聪，劳累则加重，形体日渐发胖，小便有时失禁，晚间尿频，痰多，怕冷，手足偏凉，饮水则腹胀，饮食喜温，不能吃生冷，血压 230/118mmHg，六脉沉细，右甚，舌偏淡，苔滑。属阳虚水逆，治宜温阳镇水，健脾化痰。处方：茯苓三钱，生白术二钱，白芍二钱，川附片二钱，生姜一钱半，法半夏三钱，生龙骨、生牡蛎各四钱。

　　4 月 25 日复诊：头晕减轻，睡眠好转，血压 210/108mmHg，脉舌如前，原方加五味子（打）一钱，龟甲四钱。

　　5 月 7 日三诊：头晕、头痛已轻微，精神好转，已能上班，小便正常，痰明显减少，舌红苔薄，脉沉细滑。原方加橘红一钱半，白芥子炒二钱。药后血压维持在 200/100mmHg 左右，自觉症状明显减轻。

【原按】

　　此为阳虚痰湿盛的高血压，年已 70 岁，尿频，小便失禁，四肢欠温，肾气衰退，用温阳利水的真武汤加味，痰多用半夏，虽与附子相反，病情需要，却起到相反而相成的作用。

　　摘自：中医研究院．蒲辅周医疗经验集．人民卫生出版社，1976：214.

案 14　蒲辅周附子汤案

　　陈某，女，48 岁。

　　1964 年 3 月 24 日初诊：1960 年起经常有头晕，血压不稳定，波动在 140～190/90～120mmHg。心慌，虚烦懊憹，胸部有时发闷，形体逐渐发胖，四肢自觉发胀，腿软沉重，腰部酸痛，睡眠欠佳，入睡困难梦多，小便频而短，大便正常。据某医院检查为：①高血压；②冠心病（冠状动脉供血不足），脉沉迟，舌质正常，后根苔薄黄腻，血压 168/98mmHg。病由阳虚湿盛，治以温阳利湿。处方：党参 6g，生白术 6g，茯苓 6g，白芍 6g，川熟附子 4.5g（打），桑寄生 9g，炮狗脊 9g，杜仲 9g，龙骨 9g（打），牡蛎 12g（打）。

1964 年 4 月 6 日复诊：服上方 5 剂后腰已不痛，上午头晕已减，下午尚晕，晚间少腹隐痛，脉沉细迟，舌黯红无苔。虽阳虚湿盛，阴亦不足。治宜阴阳兼顾，温阳益阴法。处方：党参 6g，连皮茯苓 9g，白芍 6g，川熟附子 18g（先煎），桑寄生 9g，炮狗脊 9g，杜仲 9g，龙骨 9g（打），牡蛎 12g（打），炮川楝子 4.5g。5 剂。

1964 年 4 月 14 日三诊：服药后，头晕又减，虚烦懊侬、脐下腹痛俱见好转，纳谷尚可，睡眠仍不佳，血压 188/78mmHg，脉弦缓，舌正常无苔。病势已减，仍宜温阳益阴。处方：党参 6g，生白术 6g，连皮茯苓 9g，白芍 6g，川熟附子 4.5g（先煎），熟地黄 6g，枸杞子 6g，桑寄生 9g，杜仲 9g，龙骨 9g（打），牡蛎 12g（打），炮川楝子 4.5g。5 剂。

1964 年 5 月 11 日，服上药后，头晕心烦未作，血压稳定而正常，最近胸部憋闷不舒，睡眠欠佳，有时因憋气而惊醒，饮食尚好，大便正常，小便数多，脉左沉微弦滑，右沉迟，舌正常无苔。服温阳益阴之剂，头晕心烦虽解，而胸中阳不足以致湿痰阻滞，心气不宁。治宜调心气，温化痰湿。处方：茯苓 6g，法半夏 6g，炒枳实 3g，竹茹 3g，炙远志 3g，九节菖蒲 3g，枣仁 9g，党参 4.5g，白术 4.5g，生姜 2 片，炒小麦 9g，大枣 3 枚。5 剂（隔日），随访诸症皆愈。

【原按】

患者头晕血压高，然而脉沉迟、沉细迟皆属阳虚阴盛之象，舌质不红，形体发胖，四肢自觉发胀沉重，困倦乏力，小便频数，综合脉症又为阳虚湿盛之征，法宜温阳益气理湿，若误用苦寒清热之剂，则更损真阳，致使阴阳更加失衡，病情必因此增变。蒲老用附子汤温阳益气利湿，龙骨、牡蛎养阴潜镇虚阳，佐以桑寄生、狗脊、杜仲、枸杞子补益肝肾。此方略予增减，共服 15 剂而头晕心中虚烦皆除，血压降至正常。但胸膺憋闷，睡眠欠佳，改以十味温胆汤加减，调心气，化痰湿善其后。

摘自：中医研究院. 蒲辅周医案. 人民卫生出版社，1972：8.

案15　门纯德桂枝茯苓丸案

朱某，女，34 岁。

患高血压病近 5 年，血压常在 170/100mmHg 左右。患者素体肥胖，颜面较红，口唇微紫，头痛如刺，心烦失眠，月经推迟，量少色暗，脉象弦滑，舌质暗，苔薄黄。予以桂枝茯苓丸汤加味。桂枝 9g，茯苓 12g，生白芍 12g，桃仁 9g，丹皮 10g，石决明 12g，川芎 9g，丹参 12g。水煎服。2 剂后诸症大减，又令服 3 剂则诸症渐除。查血压 150/90mmHg。后血压偶有反复，但诸症不显，嘱其服用一些降压药结合体育锻炼，血压一直较为平稳。

摘自：门纯德. 名方广用. 科学技术文献出版社重庆分社，1990：66.

结　语

肝寒气逆所致高血压，邢锡波认为，脉象细弱或沉微、干呕、吐涎沫、头痛，即可以吴茱萸汤治之。万友生认为，头晕、巅顶痛，此症有阴阳之分，头晕巅顶痛而拒按，喜冷恶热，脉弦而数者，属阳证，一般称之为"厥阳头痛"，用大定风珠等方主治；头晕巅顶痛而喜按，喜热恶冷，脉弦而迟者，属阴证，一般称之为"厥阴头痛"，现晕痛、喜按、喜热、恶冷、脉弦而迟等症，宜用吴茱萸汤等方主治。

高血压常见肝气横逆，胃气不和，嗳气呃逆，中脘胀闷，呕吐酸水，苔腻，脉弦，治拟理气降逆，健脾和胃，可选用旋覆代赭汤。

高血压有水饮内停所致，可选用苓桂术甘汤、五苓散化气利水。

阴血亏虚，肝阳上扰，又兼心阳不足，见心悸畏寒，手足无力，舌质淡，用桂枝加龙骨牡蛎汤。

痰浊内盛、肝阳上亢，宜小柴胡汤合用瓜蒌薤白半夏汤。中医认为"无痰不作眩""无风不作眩"，故祛痰化浊时，可加天麻、白芍、菊花、丹参、牡丹皮、生龙骨、生牡蛎凉肝息风。

对痰火上攻的高血压病，毛德西用葛根黄芩黄连汤治疗高血压病项背紧痛者，方中葛根升清降浊，黄芩、黄连清心降火，临证加赤芍活血化瘀，天竺黄清化热痰。

高血压，脉实有力，胸胁郁塞，便秘，叶桔泉选用大柴胡汤。

肝经风火上扰而见高血压，头痛、心烦不宁、急躁失眠。可选柴胡加龙骨牡蛎汤，方中铅丹今常改用磁石。病情较重，急躁易怒、口渴、舌质红、苔黄、大便干结、小便短赤者，宜风引汤清泻肝热，通阳降泄。

侯氏黑散具有益气养血息风之功效，赵明锐认为，本方用于原发性高血压疗效显著。临证可做散剂长期服用。

高血压由肾中阴阳不足、阴虚阳浮所致者，可用肾气丸，加牛膝补肾降逆。翁维良认为，临床尚有肢冷、心悸气短、腹胀腹泻、阳痿早泄等，舌质淡或红，苔净，脉结代尺脉弱，治宜养阴温阳，方用炙甘草场加减。处方：炙甘草3~10g，党参10~15g，生地10~12g，阿胶10~12g，桂枝6~10g，麦冬10g，珍珠母20~30g，女贞子10~12g，枸杞子10~12g。

阳虚水逆高血压，尿频、四肢不温、怕冷、脉沉细者，宜真武汤。阳虚阴盛，脉沉迟，四肢沉重，困倦乏力，宜温阳理湿，选用附子汤。临证可加生龙骨、生牡蛎潜降镇逆。

高血压病久瘀血阻滞，口唇微紫，头痛，妇人月经推迟，量少色暗，舌质暗者，可选用桂枝茯苓丸，活血化瘀。

第二章 | 冠状动脉粥样硬化性心脏病

冠状动脉粥样硬化性心脏病（简称冠心病）是指由于冠状动脉粥样硬化引起心肌缺血、缺氧引起的心脏疾病。临床典型症状为心绞痛。本病一般可以分为：隐匿型、心绞痛、心肌梗死、缺血性心肌病、猝死等五种类型。本病属于中医之"胸痹""真心痛"范畴，主要病机为寒凝气滞，血瘀痰阻，胸中阳气不通。

案1 奚凤霖瓜蒌薤白桂枝汤案

崔某某，女，55岁。

初诊：主诉：咳喘胸痛已3年余，气候转冷易发。曾诊断：①肺气肿；②冠心病可疑。请奚老诊治。初诊：入冬2个月来，咳喘不已，时轻时重，胸脘痞满，逆气撞心，胸痛连胁，心悸气短。舌淡，泛紫气，苔白，脉沉弦。血压：132/82mmHg。心电图提示：不全性右束支传导阻滞。辨证属胸痹。为痰浊气滞，胸阳痹阻，心肺不利所致。治则：宣痹通阳，泄满降逆。瓜蒌薤白桂枝汤加减。处方：枳实15g，薤白30g，桂枝10g，厚朴5g，瓜蒌20g，郁金15g，降香5g，制半夏10g，橘红5g，煅代赭石30g。

复诊：服上方15剂，胸胁满痛随减，咯痰见爽，气喘渐平，能倚息而卧。再予原方去郁金、降香，加旋覆花10g（包煎），赤芍15g，丹参15g，以降逆和络。

三诊：上方服 7 剂后，胸痹症状若失，仅在活动时气闷。舌淡红，脉弦。转以橘枳姜汤加味，以宣通降逆，理气和中。调理半月，诸症全除。复查心电图为大致正常。

【原按】

奚老认为宣痹通阳是胸痹心痛的主要治法，临床证候不同，治疗方法亦有所异。奚老指出瓜蒌薤白白酒汤为治疗胸痹主方，而瓜蒌薤白半夏汤与瓜蒌薤白桂枝汤则可治轻重胸痹之有心痛彻背者。奚老选用以上三方治疗冠心病心绞痛属于痰浊痹阻者，疗效肯定。对兼有瘀血证者，可配合活血化瘀药。

摘自：周长发.著名老中医奚凤霖运用仲景方治疗心病的经验.上海中医药杂志，1984，(8)：3.

案 2　刘惠民瓜蒌薤白白酒汤案

王某，男，53 岁。

1974 年 1 月 3 日初诊：病史：1960 年发现血压偏高，一般持续在 140/90mmHg 左右。1962 年查体发现动脉硬化。1963 年心电图检查诊断为慢性冠状动脉供血不足。1964 年 4 月曾因突然胸闷，憋气，心前区痛，诊断为心绞痛，住院治疗 3 个月，此后病情稳定。1973 年 12 月初及 12 月底，曾因劳累后发作 2 次。每次发作均较突然，胸闷，憋气，心窝疼痛难忍，经吸氧或服用硝酸甘油后，逐渐缓解。目前仍有胸闷、气短、心窝部不适、心跳较快、饭后脘腹闷胀不适、烦躁、失眠等症。检查：舌质红、苔薄白，脉沉涩略数。辨证：心肾阴虚，气血瘀滞。治则：补肾养心，活血通络，佐以行气健脾。处方：①何首乌 15g，山药 24g，杜仲 12g，桑寄生 12g，当归 12g，白芍 12g，生熟地各 9g，薤白 12g，瓜蒌 15g，远志 12g，橘络 9g，大腹皮 12g，麦门冬 9g，白术 15g，煨草果 12g，炒酸枣仁

30g。水煎 2 遍，分 2 次温服。三七粉 2.4g，川贝 3g，朱砂 0.6g，琥珀 2.4g，共研细粉，分 2 次冲服。②三七粉 31g，冬虫夏草 24g，红花 31g，川芎 18g，当归 18g，薤白 18g，橘络 15g。上药共捣粗末，用白酒 1 斤，浸泡 2 周，过滤，药酒加冰糖 90g，溶化，再加水半斤稀释即成。每次服 5ml，每日 2 次。

1 月 11 日二诊：服药 6 剂，胸闷、憋气大减，心前区痛未发，心跳较前减慢。入睡仍觉腹胀，睡眠不宁，血压较前有波动，为 160/100mmHg。舌苔白，脉沉细，数象已减。原汤药方加枸杞子 15g，夏枯草 15g，厚朴 12g，水煎服。煎服法同前。

11 月 19 日三诊：药后心率已恢复正常，腹胀已轻，入睡仍偶觉胸闷，心口处阵发性灼热，血压 150/100mmHg，舌苔白，脉沉细。原方去何首乌、厚朴，加山栀 9g，珍珠母 37g，黄精 12g，菟丝子 31g，水煎服。煎服法同前。

1975 年 2 月 20 日随访：诊后服汤药十余剂，配服药酒，胸闷、心前区痛、憋气等症状大有减轻，精神、睡眠均好。目前仍在继续服药中。

摘自：戴岐、刘振芝、靖玉仲．刘惠民医案．山东科技出版社，1978：45.

案 3　潘澄濂瓜蒌薤白半夏汤案

上官某，男，46 岁，干部。

胸痹作痛，心悸善惊，恶闻食臭，食欲缺乏，舌苔白厚而腻，边有齿痕，脉象弦滑，偶见歇止，经西医诊断为冠心病心绞痛。证属痰浊阻滞，气机失调。给予薤白、姜半夏、酸枣仁、香附各 9g，瓜蒌皮、朱茯苓各 12g，远志 4.5g，丹参 15g，枳壳 6g，山楂肉 30g。经服上方加减一个半月后，痰浊消除，痹痛减轻，胃纳转佳。舌苔转为薄净，但心悸善惊尚间有发作，改用养心汤加丹参、龙骨、牡蛎等，调理 3 个多月后缓解。

【原按】

关于冠心病的中医辨证分型，目前尚不一致。个人认为，首先要辨明虚和实的主次，为治标治本提供依据。但虚和实是相对的，在一定条件下两者的主次地位可以相互转化。例如，心绞痛在发作的情况下，由于瘀凝气阻占优势，所以以邪实为主，正虚为次，当绞痛消失，临床症状消失时，则以正虚为主。而中医对冠心病的治疗不外乎化瘀活血、蠲痰宣痹、通阳理气、补虚扶正等法。本案中患者属痰浊阻滞，气机失调证。该类证型患者一般体态稍丰，喜啖肥甘，动则气短，胸闷不舒，间或心胸痹痛如绞如刺，甚则彻背。其疼痛多因劳动或兴奋而发作，休息则好转。舌苔白腻，或者黄白相间而腻；脉象弦滑或弦细。可伴有血压偏高或血脂过高等，心电图可有异常或正常。治疗当蠲痰化湿，调气通痹。以瓜蒌薤白半夏汤为主方，如心痛时伴有形寒肢冷，可加桂枝或荜茇；伴有高血压者，可加菊花、川芎或葛根；伴有血脂过高者，加决明子；心悸、夜寐不宁者加酸枣仁、柏子仁；胃酸过多者，加炒麦芽、鸡内金。

摘自：盛增秀. 中国百年百名中医临床家丛书·潘澄濂. 中国中医药出版社，2001：117.

案4 李斯炽苓桂术甘汤合瓜蒌薤白半夏汤案

赵某，男，45岁，干部。

1977年4月20日初诊：病人6年前即阵发心胸部堵塞感，四肢厥冷。3年前加重，每发则周身瘫软无力，不能动弹，冷汗自出，心胸烦乱，舌头僵硬，不能言语，经医院注射低分子右旋糖酐及内服苏合香丸后，移时即缓解，并确诊为冠心病、无痛性心绞痛、广泛性心肌缺血等病。近年来，常服硫酸软骨素A及穿龙冠心灵，未见效果，且愈发愈频，本周内连续发生2次。因这次发作已2小时未见缓解，病势十分危急，其家属急驱车前往李老处请求救治。到其家时，见病人僵卧不动，颜面苍白，眼能睁，而口不能言，汗出肢冷。经询问其家属及查阅病历，除病情已如上诉外，还得知病员平时咳嗽痰多，胸闷畏寒，眠差乏力，其发作多在生气、劳累、寒冷、夜半及饮食之后。本次即由于晚饭过于饱食，自感胸闷腹胀，不久即发作。诊得满舌白腻苔，脉象浮滑。据病人苔白腻，脉浮滑，平时咳嗽痰多，显系湿痰为患。痰扰心神，故平时眠差。痰阻胸膈，故心胸闷乱。痰遏心阳，故冷汗自出，心阳不振，气血不能温养全身，故周身瘫软，四肢厥冷。舌为心窍，心主语言，痰阻心舌，故舌体僵硬，语言难出。其所显现之诸般症状，总由痰湿阻塞心胸，使阴阳之气不相顺接而发为痰厥之候。此证之病虽在心胸，而其病本则在脾胃，盖以脾为生痰之源，若痰湿不去则病将始终难除。其病多发于郁怒者，因郁怒伤肝，肝郁乘脾也；多发于劳累者，因劳则耗气，脾虚不运也；多发于寒冷夜半者，因寒则中阳不振，脾不行水也；多发于过饱者，因过饱则中阳不振，脾不健运也。凡此种种，俱能使脾胃呆滞，聚液为痰，且胃络通心，故致痰阻心脉，而发为以上种种见症。当此痰瘀交阻之际，总宜心脾同治，以温通心阳为主。故拟运脾消食化痰，宣痹通阳开窍之法。方用二陈汤加藿香、厚朴、枳壳以运脾消食化痰，用苓桂术甘汤以振心阳，瓜蒌薤白半夏汤以开胸痹，再加石菖蒲、郁金、丹参以通心气，活心血。处方：桂枝6g，白术9g，茯苓9g，陈皮9g，法半夏3g，藿香9g，厚朴9g，枳壳9g，瓜蒌21g，薤白6g，郁金9g，丹参12g，甘草3g。3剂。

4月23日二诊：急服上方，移时即缓解，乃续服3剂，近日未发。自觉心胸开豁，咳嗽痰液减少，腹部不胀，舌体灵活，睡眠转佳，饮食正常。但周身乏力，脉转虚软，舌质甚淡，苔仍白腻。此痰浊稍减，虚象毕露。如不急进补脾通阳行水化痰之剂，仍恐痰湿再聚为患。故从前方意中，参入六君子汤。处方：泡参12g，炒白术9g，茯苓9g，法半夏9g，薤白 6g，化橘红 6g，桂枝 6g，瓜蒌 21g，丹参 12g，石菖蒲 6g，枳壳 9g，藿香 9g，厚朴 9g，甘草 3g。4 剂。

5 月 24 日三诊：服上方 20 剂，1 个多月来均未发病。易饥能食，睡眠正常，精神大增，胸部不闷，手足转温。以往上下楼梯都觉心累乏力，现一身轻快，活动量增大，早上能散步 40 分钟，体重增加。只在晨起进食时感轻微头昏，尚微咳有痰，舌淡无苔，有少许滑液，脉稍转有力，但两尺甚虚。再用强肾补脾，温阳祛痰以善其后。仍从六君子汤加味。处方：党参 9g，炒白术 9g，茯苓 9g，化橘红 6g，法半夏 9g，薤白 6g，桂枝 6g，益智仁 9g，远志肉 6g，瓜壳 12g，补骨脂 9g，菟丝子 12g，石菖蒲 6g，甘草 3g。续服上方 12 剂，诸症消失，后即停药。随访 5 个月，均未复发，并已恢复健康。

【原按】

临床所见之心痛患者，表现为阴阳气血亏虚，故治疗本病，应以扶正为主，使正气充足，则正能抗邪。在扶正的基础上，再加祛邪之品，则祛邪而不致伤正，可使患者的体质不断增强，病邪渐去，疼痛亦由此而缓解。若痰浊、瘀血阻滞较甚，心痛较剧，不攻逐不足以缓解其剧痛者，亦应用祛邪之法。然祛邪亦当顾正，适可而止。切不可屡攻屡逐，否则必将导致正愈虚而邪愈实，给后期治疗造成困难。特别是对长期心痛的治疗，更应注意扶持阴阳气血，纵然有瘀血、痰浊，亦应慎重处理。祛痰不宜用峻剂，如温胆汤、瓜蒌薤白半夏汤之类即可；逐瘀不宜用猛剂，如丹参、当归、郁金、鸡血藤、琥珀之类即可。

摘自：李继明．中国百年百名中医临床家丛书·李斯炽．中国中医药出版社，2001：194.

案 5　张志明小陷胸汤合瓜蒌薤白半夏汤案

患者，男，62 岁。

初诊：1956 年 4 月 5 日。患糖尿病及高血压多年，近 2 年来，时感胸闷，步行过急时，胸闷短期加剧，长期服甲苯磺丁脲。近 1 个月，有时忽然心区刺痛，连及背部及左肩部。西医诊断为心绞痛。给予硝酸甘油片舌下含服，疼痛缓解。昨天下午去浴室洗澡，假寐受凉。夜饭后，心痛突发作，较平时发作为剧，痛如绞榨，连及胸背胁腹。患者咳嗽，痰黄稠，便秘已两日，无寒热，舌质边紫尖暗，苔薄黄腻，脉弦滑，时有间歇。证属平素胸阳失运，痰浊内结，气滞血瘀，此次由外感引发。宜表里兼顾，急则治标，仿治胸痹法。小陷胸汤与瓜蒌薤白半夏汤合剂加味。处方：全瓜蒌 18g，薤白 9g，法半夏 9g，黄连 9g，桂枝 9g，桃仁 9g。服 1 剂。

二诊：4 月 7 日。昨今心痛未发，胸脘较舒畅，大便通顺，咳减痰易出，舌脉同前。续服上方 3 剂。

三诊：4 月 12 日。痛未再发，上方去桃仁，加当归 9g，续服 3 剂。

【原按】

胸痹（冠心病）的治疗，"选方宜用瓜蒌薤白半夏汤为妥……若伴有失眠者可佐酸枣仁汤；若胸胁逆满，肢冷者用枳实薤白桂枝汤，若阳虚痛甚，心痛彻背，背痛彻心者，可在方中加乌头赤石脂丸。若兼有脏躁及百合病者加百合知母汤、百合地黄汤、半夏厚朴汤、甘麦大枣汤等。善感冒、体疼痛乏力者主方加新加汤。""心胃同病，胸痹胸中气塞短气，证偏实者宜橘枳姜汤加减，但若证见胸中气塞，动则气短心悸，病兼在肺而无胃肠病症状者，则应改用茯苓杏仁甘草汤。胸痹心中痞气，气结在胸，胸满胁下逆抢心，证偏虚者宜人参汤加味。胸痹食后腹胀满，证虚者宜厚姜半甘参汤加减。下利呕吐者吴茱萸汤"。

摘自：张志明. 伤寒论方运用法. 浙江科学技术出版，1984：132.

案 6　潘澄濂旋覆花汤案

王某，男，56 岁，教授。

心痛每于早晨起床后即发，其痛放射至左臂及小指，且有麻木感，日发 5~7 次不等，发时头晕，夜寐不安，舌质紫、苔微黄腻，脉弦细。西医诊断为冠心病心绞痛。证属血瘀阻滞，心营不足，以致"不通则痛"。拟活血化瘀，调气宁心方：丹参 15g，葱管 4 根，旋覆花、赤芍、桃仁、香附、酸枣仁各 9g，红花 6g，朱茯苓、生地黄各 12g，豨莶草 18g，三七粉 2.4g（分吞）。上方加减共服 30 余剂，心绞痛基本缓解。停药后，心痛未再发作。

【原按】

心胸痹痛，多于劳动、兴奋、饱食或受寒后发作，其痛可波及心前区，放散至左肩胛及左臂，甚则面色㿠白，四肢厥冷，脉弦数，或兼见结代，舌红带紫，苔薄。治当化瘀活血，宁心调气。方用旋覆花、桃仁、赤芍、制香附、朱茯苓各 9g，丹参 15g，红花 6g，参三七粉 1.8g（吞）。血压高者，加夏枯草、茺蔚子、槐花；血脂偏高者，加制首乌或决明子；脉结代，加孩儿参、远志；痛时形寒肢冷，脉缓者，加桂枝；失眠惊悸者，加酸枣仁、琥珀粉；肢麻者，加豨莶草。

摘自：盛增秀. 中国百年百名中医临床家丛书·潘澄濂. 中国中医药出版社，2001：118.

案7　刘渡舟苓桂术甘汤案

陆某某，男，42 岁。

形体肥胖，患有冠心病心肌梗死而住院，抢治 2 个月有余，未见功效。现症：心胸疼痛，心悸气短，多在夜晚发作。每当发作之时，自觉有气上冲咽喉，顿感气息窒塞，有时憋气而周身出冷汗，有死亡来临之感。颈旁之血脉又随气上冲，心悸而胀痛不休。视其舌水滑欲滴，切其脉沉弦，偶见结象。刘老辨为水气凌心，心阳受阻，血脉不利之水心病。处方：茯苓

30g，桂枝 12g，白术 10g，炙甘草 10g。此方服 2 剂，气冲得平，心神得安，心悸、胸痛及颈脉胀痛诸症明显减轻。但脉仍带结，犹显露出畏寒肢冷等阳虚见症。乃于上方加附子 9g，肉桂 6g 以复心肾阳气。服 3 剂手足转温，而不恶寒。然心悸气短犹未全瘳，再于上方中加党参、五味子各 10g，以补心肺脉络之气。连服 6 剂，诸症皆瘥。

【原按】

本案冠心病为水气上冲所致，刘老名之谓"水心病"。总由心、脾、肾阳虚，水不化气而内停，成痰成饮，上凌无制为患。心阳虚衰，坐镇无权，水气因之上冲，则见胸痛、心悸、短气等心病症候。临床辨识此病，当注意色、舌、脉、证的变化。如下：望色，多见面色黧黑，此为"水色"。病重者，在额、颊、鼻柱、唇围、下颏等处，或皮里肉外出现类似"色素沉着"之黑斑，名为"水斑"。察舌，舌质淡嫩，苔水滑欲滴。切脉，或弦，或沉，或沉弦并见，病重时见脉结代或沉伏不起。辨证：①有水气上冲之候，病人自觉有一股气从心下上冲胸咽。②胸满，夜间为甚，遇寒加重，多伴有咽喉不利，如物梗阻。③心悸，多发于晨起、夜卧、饮食之后，或伴有左侧颈部血脉胀痛。④短气，表现为动则胸闷发憋，呼吸不利，甚则冷汗自出。治疗水气上逆之"水心病"，首选苓桂术甘汤。本方《伤寒论》用治"心下逆满，气上冲胸，起则头眩，脉沉紧"。《金匮要略》用治"心下有痰饮，胸胁支满，目眩"等水气凌心射肺的病症。苓桂术甘汤有两大作用：一、温阳下气而治心悸，胸满；二、利小便以消水饮而治痰饮咳逆。方中茯苓作用有四：一是甘淡利水，二是养心安神，三是助肺之治节之令，四是补脾厚土，为本方之主药。桂枝作用有三：一是温复心阳，二是下气降冲，三是通阳消阴，亦为本方之主药。桂枝与茯苓相配，则温阳之中以制水阴，利水之中以复心阳。二者相得益彰，缺一不可。白术补脾，助茯苓以制水，炙甘草温中助桂枝以扶阳。药仅四味，配伍精当，大有千军万马之声势，临床疗效惊人，尤治"水心病"一证，可谓独树一帜。

摘自：陈明. 刘渡舟临证验案精选. 学苑出版社，1996：30.

案8 聂惠民小柴胡汤案

患者，男，56岁。

2002年10月20日初诊：主诉：心慌、胸闷7天，伴有轻咳。患者自诉平常性格急躁易怒，此次病起于精神不愉快，舌质红，苔淡黄，脉沉弦。心电图示ST段下移，T波低平，提示冠心病。辨证为气滞气阴不足，治以理气益气养阴。处方：柴胡10g，黄芩10g，西洋参8g（另包炖煎），炙甘草4g，麦冬15g，五味子5g，白芍10g，桔梗12g，佛手12g。7剂，水煎服。

2002年10月27日复诊：患者心慌、胸闷、咳嗽消失，咽干。前方加玄参8g，石斛10g。7剂，水煎服。经过半年的调理患者心电图恢复正常。

【原按】

小柴胡汤对于气滞不通型冠心病颇宜。聂老师运用小柴胡汤舒畅气机，合生脉饮治疗气滞气阴不足型之冠心病，疗效颇佳。

摘自：张秋霞，张沁园. 聂惠民用经方治疗冠心病经验. 山东中医杂志，2004，（12）：751.

案9 李寿山四逆散案

王某，女，49岁，干部。

1983年2月10日初诊：患者有冠心病病史3年，经常胸前闷痛或刺痛，胸痛彻背，并伴有胃痛、痞满、嗳气不舒、胃纳差、不欲饮食。常因情绪刺激而发病或加重。曾在某医院诊断为冠心病，心绞痛，慢性胃炎。

经服冠心二号及西药疗效不显，前来就诊，诊其脉弦细，沉取涩，舌苔白腻，舌质暗红，舌下络脉色紫而粗胀，弯曲，周围有小结节若干，色不深。此为气滞血瘀之胸痹，胃脘痛。治以行气活血，四逆散加减。处方：柴胡15g，赤白芍各15g，枳壳7.5g，瓜蒌15g，薤白15g，五灵脂15g，蒲黄15g，甘草10g，水煎服。

服药3剂，胸脘痛减，食欲见增。原方加减再进10剂，诸症若失。后因失眠、烦躁、汗出多，改投益气养阴，予以生脉散和甘麦大枣汤，服药20余剂，汗止，寝安，复查心电图基本恢复正常。

摘自：宋清，金海生. 李寿山运用四逆散经验举隅. 实用中医内科杂志，1992，(2)：7

案10　奚凤霖乌头赤石脂丸案

金某某，男，58岁，职员。

冠心病、心绞痛已5年，多次住院。请奚老诊治。初诊：入冬以来，频发心区疼痛，痛势日益增剧，已1个月余。常须多种药物救治，痛势方缓。发病多在夜间，少则每夜发作2~3次，多则6~7次，伴胸闷、心悸、脘痞嗳气、额汗肢清，每次发作虽用药救治，心痛仍长达5~10分钟始可缓解。舌胖，舌面淡紫，脉沉涩。血压、血脂正常。心电图示完全性左束支传导阻滞，冠状动脉供血不足。证属心痹。辨证：上焦阳微，阴寒凝聚，心气抑郁，心脉不通，痹闭致痛。治则：温阳通脉，逐寒止痛。乌头赤石脂丸加味：制乌头5g，制附子5g，干姜5g，蜀椒5g，赤石脂30g，赤芍15g，丹参15g，桂枝10g，枳实10g，制乳没（各）3g。

复诊：服上方1剂，痛发减少。

三诊：服上方5剂，疼痛未见复发，唯活动时仍感喘息短气。转以益气强心。处方：党参15g，制附子5g，麦冬10g，五味子5g，丹参15g，降香5g，远志10g，郁金15g，玉竹15g。调治半月，疼痛未见复发。心电图复查：不完全性左束支传导阻滞。

【原按】

奚老认为上焦阳虚属阴寒极盛的胸痹心痛者，或阳气不足、血脉运行迟缓所致的心动过缓症者，可以用桂枝汤类方治之。奚老喜用桂枝去芍药汤或桂枝去芍药加附子汤，治疗胸中虽阳气不足，但尚无痰涎水饮，或瘀血相搏的胸痹；用桂枝去芍药加附子汤，治疗阳气不足的心动过缓而脉迟无力者，或治阳虚阴凝的心动过缓者；以桂枝去芍药汤或薏苡附子散，治疗发作性胸痹心痛剧烈而反复不愈者，屡屡取效。乌头赤石脂丸主治"心痛彻背，背痛彻心"，属阴寒凝结的剧烈心痛甚则额汗肢冷者，奚老认为此方辨证明晰，应用得当，则效如桴鼓，尤其用于剧烈心痛夜间易发，有明显"日慧，夜半甚，平旦安"规律的阳虚阴盛者，多获良效。奚老对上述诸方中附子的用法是：温阳止痛多用炮附子，痛剧而伴肢冷汗出者则用乌头。

摘自：周长发. 著名老中医奚凤霖运用仲景方治疗心病的经验. 上海中医药杂志，1984，8：3.

案 11　奚凤霖桂枝加芍药汤案

张某某，男，58 岁，干部。

主诉心前区疼痛反复发作已半年。心电图提示冠状动脉供血不足。诊断：冠心病、心绞痛。请奚老诊治。初诊：近旬来心痛频发，日发 5~6 次。痛时胸闷、气急、脘腹如胀，缓解后但觉倦怠乏力，时有悸烦。血压 140/88mmHg。舌淡红，略呈紫色，苔薄腻，脉细濡。辨证属心痛。为脾胃不足，气血两亏，宗气不能贯注心脉，心气郁滞而痛闷俱作。治则：温经通脉，缓急止痛。以桂枝加芍药汤主之：川桂枝 10g，赤白芍各 15g，干姜 3g，大枣 5 枚，炙甘草 5g，丹参 15g，降香 5g，草豆蔻 5g，娑罗子 15g。

复诊：服上方7剂，心痛明显减少，脘腹已和。续进上方7剂后，诸症消失，再以益气和营等法调治半月，未见反复。

【原按】

奚老认为胸痹心痛属于胸膈间病，多因上焦阳虚，阴邪上逆，闭塞清旷之区，阳气不得宣通使然，故可用桂枝汤及其类方主治。桂枝汤具有宣畅之功，晋唐之时即用以治疗"卒心痛"，桂枝加芍药汤原治太阴虚寒腹痛，奚老十分推崇《本经》"芍药……破坚结"之说，即用此方治心痛、胃痛、腹痛，果屡奏效；桂枝加葛根汤原治大阳病兼项强及柔痉者，而奚老转治心痛，可谓古方新用；瓜蒌桂枝汤原亦系治柔痉之方，奚老宗清代王朴庄"瓜蒌能使人心气内润"之论，用治胸痹兼有痰气郁结、胸阳不宣者，也颇有效。

摘自：周长发. 著名老中医奚凤霖运用仲景方治疗心病的经验. 上海中医药杂志，1984，（8）：3.

案12　张焕鼎桂枝加大黄汤案

张某，男，50岁，工人。

1981年8月16日初诊：主证与病史：近3个月来胸闷时疼，上腹胀满，伴自汗，大便不爽。曾做心电图示：心肌损伤。在本县某医院拟诊为冠心病。其间更医数人，迭进香砂养胃汤、当归六黄汤等，诸症不减。来诊时患者形体羸瘦，面色黧黑，前证仍在，脉弦兼缓，舌质红，苔薄白。治则：宜调和营卫，兼通阳明腑气。予桂枝加大黄汤：桂枝9g，白芍12g，甘草6g，大黄10g（后入），大枣6枚。2剂。每日1剂，水煎服。

服药经过：当日药后，下黑色黏稠便2次，胸满已减。尽剂则汗出愈，胸闷腹胀皆除。继用益气养血活血之品调治月余，胸疼亦失，心电图复查未见异常。

【原按】

桂枝加大黄汤本为太阳证误下，腹满大实痛而设，本患者既无误下之因，又无大实痛之证，此治似有药病相驳之嫌。但张师认为，本患者曾因满胀服"香砂养胃汤"乏效，可知决非单纯气滞为患，而同张隐庵所讲"乃腐秽有余而不能去"。本证大便不爽即是确据。其自汗出服"当归六黄汤"无功，当属太阳之表失和。仲景有云："病人……自汗出而不愈者，此卫气不和也……宜桂枝汤。"因而治当太阳、阳明兼顾，和表通里并施，不必拘于"冠心"之名。由此可知，中医临证决不能见满治满，遇汗止汗，重在权衡整体，善抓根本，精于处方，才不致枉费心机。

摘自：陈培健，王慎凯. 张焕鼎老中医经方发挥验案拾贝. 北京中医杂志，1984；（4）：30.

案 13 奚凤霖小建中汤、黄芪建中汤案

虞某某，男，62岁，医生。

有高血压史已10余年，并有冠心病、心绞痛、胃痛史5年余。多次心电图检查：左心室肥大伴劳损。上消化道钡餐透视未见异常。请奚老诊治。初诊：心前区疼痛加剧4天，痛引胃部，日发5~8次，胸闷脘痞，嘈杂嗳气，喜温欲按，得食能缓，尤喜甜食，心悸气怯，常喜叉手按心，头晕乏力，面色萎黄。舌淡胖、泛紫气，苔白，脉濡弱，心率68次/分，偶有期前收缩，血压164/100mmHg。胃镜检查：浅表性轻度胃炎，当时再行心电图检查，提示：①不完全性左束支传导阻滞；②左室肥大伴劳损。辨证属心胃痛。因脾胃中虚，宗气不足，不能贯注心脉，心胃同病所致。治则：助阳建中，益气活血。小建中汤加味主之：饴糖2匙（冲服），芍药30g，桂枝10g，良姜5g，炙甘草5g，党参15g，丹参15g，降香5g，草蔻仁5g。

复诊：服上方 7 剂，心胃痛已减轻，但昨起又较剧，气怯疲乏更甚。治守原法，加强益气，原方中加蜜炙黄芪30g，续进 7 剂。

三诊：心胃痛已基本缓解，精神好转，活动则气短。再进原方 1 个月后，症状基本消失。5 年后随访，心胃痛未见复发，已恢复工作 3 年。

【原按】

心悸或心胃疼痛，常因脾胃虚弱，营卫之气不足，不能与吸入之清气相合，以致宗气化生乏能，无以贯注心脉，心胃同病所致。奚老常用小建中汤、黄芪建中汤、内补当归建中汤、大建中汤等治之。奚老认为小建中汤以饴糖为主，取甘能补中，但必得桂枝温通心脾之阳，乃能中虚得复，可用治阵发性室上性心动过速。奚老还用其方治心胃疼痛而以中虚表现者，多得良效。若虚劳病而气血阴阳俱不足者，可用黄芪建中汤补中气以缓急迫，黄芪益气，以助建中。奚老每剂常用黄芪达 30~60g，对中虚而兼寒凝心痛者，奚老则常用大建中汤治之；对有血虚血瘀者，常用内补当归建中汤，即小建中汤加当归以补血活血。

摘自：周长发. 著名老中医奚凤霖运用仲景方治疗心病的经验. 上海中医药杂志，1984，（8）：3.

案 14　奚凤霖当归四逆加吴茱萸生姜汤案

陆某，女，44 岁，职员。

主诉：心痛，发时如锥针刺状，一般 2~3 分钟后缓解。天寒时肢端苍白冷痛，月经延期，量少色淡，经来隐隐作痛。血压、血脂正常。运动前正常心电图，运动后（二级梯）可疑阳性。诊断：①冠心病（可疑）；②心绞痛；③雷诺综合征。请奚老诊治。初诊：半月来，因天冷而阵发心前区疼痛，日发 1~3 次不等，前用诸药无效。发时伴胸闷、心悸、气短、四肢常冷、面色乏华、唇淡。舌质紫，苔白，脉沉细而涩。心律齐，心率 76 次/分。

证属心痛、寒厥。辨证为血虚寒凝，血脉不和，心脉瘀滞。治则：温经化瘀，祛寒止痛。当归四逆加吴茱萸生姜汤主之：当归 15g，桂枝 10g，赤白芍（各）15g，北细辛 3g，木通 5g，炙甘草 5g，吴茱萸 5g，淡干姜 5g，乳香 3g，五灵脂 10g。

复诊：服上方 5 剂，心痛已仅偶发，痛势也较前轻，但肢端不温，着寒疼痛，活动后气急。前方有效，续进 7 剂。

三诊：心痛缓解已 4、5 天，四肢转温，舌苔薄白，脉细弱，阳气渐复，寒凝得解，惟气营两虚，再予益气养血之品调治 2 周，症情稳定，未见反复。

【原按】

奚老认为"心主血脉"，心病而有血瘀者，温经化瘀法则是治疗瘀血证中的一个重要方面。奚老常用当归四逆汤、当归四逆加吴茱萸生姜汤、温经汤等治疗上焦阳虚所致的胸痹心痛，屡获佳效。当归四逆汤本治血虚寒厥，若素体血虚而又阳气不足，复因寒邪凝滞，气血不畅所致的胸痹、心痛，脉细微者，奚老常加吴茱萸、干姜，温经汤原治妇人冲任虚寒兼有瘀血的崩漏者，奚老常借治胸痹、心痛，证属气血两虚、寒凝血瘀者，用以养血温经. 对久痛而不愈者，奚老常加用虫类药物。

摘自：周长发. 著名老中医奚凤霖运用仲景方治疗心病的经验. 上海中医药杂志，1984，(8)：3.

案 15　罗陆一芎归胶艾汤案

张某，女，40 岁。

胸痛心悸，伴腰酸身痛半年。5 年前妊娠产下一女，产后失调致贫血病史 2 年。现月经来潮 3 天，症见胸痛心悸，腰酸身痛加重，夜间更甚，面色苍白，经色淡量少，畏寒肢冷，神疲乏力，舌淡，边有齿印及有瘀斑，苔薄白，脉沉细。心电图示 ST-T 缺血性改变，动态心电图阳性。西医诊断：冠心病心绞痛。中医诊断：胸痹心痛。辨证：脾肾阳虚，气虚血亏，瘀阻脉络。治则：温补脾肾，活血通脉。方予胶艾四物汤加味：阿胶15g（烊化），艾叶 15g，熟地黄 20g，白芍 20g，当归 15g，川芎 30g，生姜15g，大枣 10 枚，炙甘草 10g，制附子 30g（先煎），肉桂 10g。服上方 15 剂。

二诊：见胸痛、心悸、腰酸、身痛均减轻，予上方加菟丝子 20g，枸杞子 10g。继服 15 剂以滋补肝肾，补阳益阴，养血益气加强疗效。

三诊：复查心电图未见异常，胸痛心悸消失，余症皆愈。遂嘱其常服归脾丸以防复发。

【原按】

本例患者产后失调，致脾肾阳虚，气虚血亏，胸阳不振，心血不利，瘀阻脉络，故胸痛心悸；肾阳亏虚，气血不利，故腰酸身痛；经行气血更亏、夜间阳气更衰，故症状加重；脾阳亏虚，不能运化水谷精微，气血生化乏源，致气血不足，故面色苍白，经色淡量少；阳虚不能达于四肢，充于体表，则畏寒肢冷；阳虚形神失于温养，故神疲乏力；舌淡，边有齿印及有瘀斑，苔薄白，脉沉细均为脾肾阳虚，气虚血亏，瘀阻脉络之象。故用胶艾四物汤加味以温补脾肾，活血通脉治之。方中阿胶养血平肝，祛瘀生新；艾叶温中除寒，散寒止痛；熟地黄滋阴补肾，填精益髓；白芍、甘草柔肝和脾，益阴缓急，调和诸药；当归、川芎养血活血，行气散瘀；生姜散寒升气，举陷散郁；大枣补中益气，养血安神；肉桂、附子性辛热，助命门以温阳化气；菟丝子、枸杞子滋补肝肾，补阳益阴，养血益气。是方温补脾肾，活血通脉，使脾得健运，肾气复来，气血充盈，经脉畅通，则胸痹心悸得消，病可愈矣。

摘自：司徒宝珍. 罗陆一教授经方治疗冠心病经验. 中国中医药现代远程教育，2009，(11)：18.

案 16 万友生四逆加人参汤案

万某某，男，66 岁。

1991 年 11 月 28 日初诊：患者冠心病病史 14 年。长期心胸憋闷，日益加重，现行走稍急即大作，非速效救心丸不得缓解，遇寒或稍劳作尤甚。心悸，面浮，脚肿（按之凹陷），小便频数，见水即欲溺，夜尿 3～4 次，身寒，多痰。舌红苔白黄相兼略腻，脉缓。投以人参四逆汤加味：红人参 15g，熟附子 30g，炮干姜 15g，炙甘草 15g，瓜蒌皮 15g，薤白 15g，石菖蒲 15g，远志 15g，黄芪 50g，当归 15g，川芎 10g，泽兰 30g，益智仁 30g。3 剂。并给心宝 3 瓶，日 1 瓶，随药送吞。

11 月 30 日复诊：心胸憋闷大减，但心悸仍甚，守上方加生龙骨、生牡蛎各 30g，嘱坚持长服。

【原按】

本案冠心病是因心肾阳气虚甚，故用人参四逆汤方温补心肾阳气以防脱为主，兼用瓜蒌、薤白等药以开胸痹。

摘自：王鱼门．万友生医案选．上海中医药大学出版社，1997：92．

案 17 颜德馨附子汤案

吴某，女，65 岁。

患冠心病心绞痛 10 余年，近日频发。症见胸闷心痛，痛势彻背，并见气促心悸，神疲畏寒，动则汗出，大便溏而不畅，舌紫苔薄，脉沉细等。迭进活血、祛痰之剂，症状仍反复不已。详加辨证，此乃阳虚阴凝，血行无力之证，活血祛痰之品虽能畅通血脉，但也易耗损阳气，导致阳气愈发虚弱，阴寒愈发凝滞，故病痛不已。治当温阳益气活血通脉。方用附子汤加味：熟附子 12g，党参、白术、茯苓、葛根各 9g，丹参、赤芍各 15g，甘草 3g，参三七粉、血竭粉（吞）各 1.5g。服药 1 周，胸闷已除，疼痛亦平，原方去参三七粉、血竭粉，续服 3 个月而停药。随访 1 年，病情稳定。

【原按】

附子汤为治疗少阴寒化之剂，《伤寒论》谓："少阴病，身体痛，手足寒，骨节痛，脉沉者，附子汤主之。"提示此方适宜于各种虚寒性疼痛。方以附子温阳散寒，人参、白术、茯苓甘温益气，芍药和营活血，诸药合用，共奏温经散寒，益气活血之功；冠心病心绞痛及心肌梗死等引起的胸痛，多伴有痛势彻背、神萎乏力、汗时自出、舌淡质紫、脉沉弱等，其实质多属阳虚阴凝。阳虚为本，阴凝为标，立法用药当以温阳为主，解凝为辅，故每以附子汤加减投之。胸闷心悸者，加丹参、葛根；胸痛剧烈者，加参三七、血竭；唇青舌紫者，加莪术、水蛭等。

摘自：颜乾麟．颜德馨运用经方治疗心血管病的经验．国医论坛，1991，（4）：19.

案 18　奚凤霖肾气丸案

管某，女，68 岁。

发作性心悸、胸闷 3 年，加重 1 个月，伴有活动气短，夜间阵发性呼吸困难，夜尿次多，畏寒蜷卧，腰酸足软，舌胖紫，苔薄，脉散而细带数。心电图提示：心房纤维颤动，冠状动脉供血不足。中医诊断：胸痹。西医诊断：冠心病、房颤、心动功能 Ⅲ 级。辨证：心肾阳虚，心气衰弱。治疗采用温肾固元，益养心脉。处方：仙茅 10g，仙灵脾 10g，熟附子 5g，川桂枝 10g，熟地 15g，山药 15g，山萸肉 10g，茯苓 15g，龙骨、牡蛎各 30g，炙甘草 15g。服药 7 剂，心悸好转，余症也小有改善，守方继用半月。再诊时偶发气短，余症消除，脉象细软，偶有结代。按原方去龙骨、牡蛎、熟附子，加党参 15g，参三七 3g，紫丹参 15g。隔日 1 剂，连服 15 剂。1 个月后复诊，脉象较平，偶伴结代，胸闷、心慌等症未现。随访半年，如同常人。

【原按】

冠心病从肾治疗是奚老师的又一特色，源于《类证治裁》"阳统乎阴，心本于肾"及《杂病源流犀烛》"心与肾连"。病理基于"心气虚者，因于精""上不安，由乎下"的理论。奚老师认为五脏皆有阴阳，而以肾中阴阳为基础。一旦肾与其他脏器同时失去平衡，终将以肾为本。冠心病主要发生于中老年人群中，此年龄精气渐衰，功能开始减退，促成了冠心病的发生发展。本病为虚实夹杂之证，以心、肾、肝、脾为主，肾为其中关键，血瘀、气滞、痰浊与寒凝等病理产物是标。奚老师主张久病常有阴阳两虚的共存，但必有一方占优势，不为偏阳虚，定为偏阴虚，纠正时要分别对待，灵活变通。一、肾阳虚型：①下元亏损，命门火衰，用右归丸（或饮），以温补肾阳，填精益血；②下焦虚寒，脾肾阳虚，选龟鹿二仙胶，以益肾助阳，兼补任督；③肾阳不足，水气泛滥，取济生肾气丸，或真武汤，以阳补肾，化气行水。二、肾阴虚型：①肾水不足、精亏髓减，左归饮主之，以补肾养阴，填精益髓；②阴虚火炎，心肾两亏，用黄连阿胶汤，以壮水之源，滋阴清心；③心肾不足，怔忡健忘，用孔圣枕中丹，以交泰心肾，益智通窍。在纠正肾阴或肾阳失调的同时，还须参合应用活血化瘀，理气宽胸，宣痹化浊和祛寒通阳等法则。

摘自：解海宁. 奚凤霖"上病下治"经验介绍. 实用中医内科杂志. 1997, 3 (11): 1.

案 19　刘鹤一炙甘草汤案

康某，女，42 岁。

患者有关节炎史 20 余年，风湿性心脏联合瓣膜病变 13 年，心绞痛史 10 余年，高血压史 6 年。此次因高热伴右拇指关节肿痛，以风湿热、风心

（联合瓣膜病变）、冠状动脉供血不足收入院。入院后，经用激素、抗风湿治疗、内服中药后，热迅速恢复正常，关节肿痛亦除，血沉自128mm/h逐渐降至31mm/h。惟于入院后第6天起，心绞痛复发，甚则1日数发，虽用中西药物多种治疗，自7月31日至8月24日近1个月内，心绞痛始终未能控制，乃邀余诊治。诊得舌淡，苔薄而干，脉弦数而带硬。心痛彻背，背痛彻心，痛无定时。痛作则呼吸促，面色苍，头汗出，肢湿冷，痛去则一如常人，惟觉衰乏。此久病之人，热病之后，不惟心阳不足，心阴亦已暗耗。总观前治，疏伐有余，益养不足。心阴宜滋养，心阳当振通。寓补于通，寓疏于养，一味温燥，恐难取效。方宜炙甘草汤。处方：炙甘草9g，桂枝6g，生地30g，党参15g，麦冬15g，火麻仁12g，阿胶9g，红枣10枚，生姜6g。以陈酒4两，加水煮药取汁服。服药当天心绞痛即得控制。嗣后即以此方善后，10月20日，气色复常，欣然出院。

【原按】

生地黄、炙甘草、麦门冬为方中主药，适当重用。尤其是生地黄应用至30~60g，病情较重者，用量还可增大。而且，方中火麻仁易以酸枣仁效果更佳。此外，还要注意随症加减：若偏于阴虚火旺者，则重用生地阿胶，去人参、桂枝、生姜，加苦参、龟甲、玳瑁；偏于心阳不振者，加瓜蒌、黄连、鲜竹沥水；兼心络瘀阻者，加丹参、川芎、赤芍。

摘自：上海卫生局.上海老中医经验选编.上海科学技术出版社，1980：72.

结　语

冠心病以阴阳气虚不足为本，以寒、痰、气、血为标，急则治标，缓则标本兼治，或以治本补虚为主。

冠心病心绞痛属于痰浊痹阻者，宜瓜蒌薤白白酒汤、瓜蒌薤白半夏汤、瓜蒌薤白桂枝汤。三方均有化痰通阳之功，瓜蒌薤白半夏汤化痰之功较强，瓜蒌薤白桂枝汤理气通阳降逆之功较强。临床上，痰浊气滞相伴，日久常见瘀血阻滞，所以常加郁金、降香、丹参、赤芍活血化瘀。李斯炽认为，本病病位虽在心胸，而病本则在脾胃，盖脾为生痰之源，脾胃呆滞，聚液为痰，且胃络通心，故致痰阻心脉，而发为疼痛。其特点是劳累、过饱、寒冷、夜半诱发，因中阳不足，脾不健运，宜心脾同治，苓桂术甘汤合瓜蒌薤白半夏汤。若咳嗽痰黄，便秘，苔黄腻，脉弦滑。宜合用小陷胸汤。

冠心病为水气上冲之所致，由心、脾、肾阳虚，水不化气而内停，成痰成饮，上凌无制为患，首选苓桂术甘汤。

肝胆之气郁结不通所致冠心病，常见胸闷，急躁，脉弦，宜小柴胡汤。若情志诱发，气滞血瘀者，可用四逆散，临床可合失笑散。

冠心病心绞痛，舌紫、脉涩，多由瘀血阻络所致，治当化瘀活血，方用旋覆花汤。旋覆花汤原方组成为旋覆花、葱、新绛，仲景用于胸胁疼痛之肝着。后被叶天士发展而为活血通络之主方，临证常加香附、桃仁、赤芍、丹参、红花、三七粉。形寒肢冷，加桂枝；肢麻者加豨莶草。

心绞痛因阴寒凝滞，心痛彻背，背痛彻心，面色发绀，汗出肢冷，舌质紫黯，脉象沉细。宜乌头赤石脂丸。

胸痹属因阴邪上逆，闭塞清旷之区，阳气不得宣通使然，故可用桂枝汤及其类方主治。若舌略紫为瘀血之征，故用桂枝加芍药汤，可加丹参、降香等以增强活血祛瘀之力。腹胀满、大便不爽，用桂枝加大黄汤。如属于脾胃虚弱，营卫之气不足，无以贯注心脉而发病者，可用小建中汤治疗。若病久虚劳，气血阴阳俱不足者，可用黄芪建中汤。方中黄芪需用 30~60g 方能建功。血虚、阳气不足，寒邪凝滞，气血不畅，用当归四逆加吴茱萸、生姜汤。血瘀者，加乳香、五灵脂。

气虚血亏，心血不利，瘀阻脉络所致者，可见面色苍白，经色淡量少，畏寒肢冷，神疲乏力，舌淡，脉细。用胶艾四物汤。

冠心病症见胸痛，心痛彻背，神疲乏力，动则汗出，舌质淡，脉沉细等，实属阳虚阴凝，阳虚为本，阴凝为标。用药当以温阳为主，解凝为辅助。用附子汤。胸闷心悸者加丹参、葛根；胸痛剧烈者加参三七、血竭；唇青舌紫者加莪术、水蛭。

冠心病因心肾阳气虚甚，用四逆加人参汤，本方温补心肾阳气，以防脱为主。临证可兼用瓜蒌薤白方药以开胸痹。病轻者可用肾气丸，可加入仙茅、仙灵脾以温肾固元。

病久阴阳两虚，乏力，舌淡，脉弦硬，宜用炙甘草汤。

第三章 | 风湿性心脏病

　　风湿性心脏病是指由于风湿热活动，累及心脏瓣膜而造成的心脏病变。本病初期常常无明显症状，后期则表现为心慌气急、乏力、肢体水肿、咳嗽、咯痰带血丝，食欲不振，两颧及口唇呈紫红色，严重者可出现心功能不全。

　　本病属于中医"心悸""水肿"范畴。病机主要由外邪侵袭，正虚水停，瘀血痹阻所致。

案1　朱良春防己地黄汤案

　　曾治顾姓女，43岁。

　　风心病已3载，形体羸瘦，面浮足肿；近来周身关节疼痛，低热缠绵，胸闷不适，心悸不宁，口干口苦，其舌质偏红，苔薄黄，脉细微数。心营素虚，脉涩不利，风湿逗留，郁结作痛，予养营通脉，祛风和络为治。处方：生地黄、忍冬藤各60g，虎杖、桑枝、生地黄、苡仁各30g，桂枝、防风各8g，木防己12g，知母10g，甘草6g。连进5剂，身痛稍缓，低热亦退。仍从原意进退，共服20余剂，身痛遂除，病情趋于稳定。

【原按】

　　"风心病"之痹痛，系风寒湿之邪深伏，导致心脉痹闭，经脉不通，血行不畅之故，其身痛殊为顽缠。对于"风心病"痹痛之治疗，必须从心体残损，心脉不通这一病理特点出发，区别其阴阳之偏衰，病邪寒热之属性，采用养营通脉，兼祛风湿，或温阳通脉，兼祛风湿之剂，方可奏效。凡阴虚而风湿逗留者，往往可见低热，关节屈伸不利，舌质偏红，脉细数等症，可选用《金匮要略》之防己地黄汤（木防己、地黄、桂枝、防风、甘草）为主方，其中地黄宜重用至60g，取其既可养血，又能除血痹，伍以防风，可除血中之风；桂枝、甘草以通心脉；防己舒筋化湿。并加虎杖30g以化瘀宣痹，凉血解毒。其他如豨莶草、晚蚕沙、广地龙、桑枝等均可随症加入。阳虚而风湿相搏者，常可见关节疼痛、肢末不温、舌质淡、脉浮虚而涩等症，可选用黄芪桂枝五物汤加附子、仙灵脾、桃仁、红花、松节、桑寄生等。

摘自：朱良春．朱良春医论集．人民卫生出版社，2009：76.

案2　谭日强枳实薤白桂枝汤合茯苓杏仁甘草汤案

贺某，男，16岁。

患风湿性心脏病，症见胸满沫痰，心悸气促，端坐呼吸，脸色苍白，小便不利，肝在肋下1.5cm，下肢有凹陷性水肿，舌苔白滑，脉象结代。辨证：心阳郁痹，水气内结。治宜理气宣痹，通阳利水。用枳实薤白桂枝汤合茯苓杏仁甘草汤：枳实6g，厚朴10g，瓜蒌10g，薤白10g，桂枝10g，茯苓15g，杏仁10g，甘草3g，加法半夏10g。服5剂咳喘稍平，继用苓桂术甘草汤、橘枳姜汤、瓜蒌薤白半夏汤加防己。服5剂，脚肿亦消。后用归脾丸常服调理。

摘自：谭日强．金匮要略浅述．人民卫生出版社，2006：144.

案3　谭日强苓桂术甘汤案

柳某，女，45岁。

患风湿性心脏病，症见：头眩短气，心悸，胸闷，动则气喘，双下肢有凹陷性水肿，小便不利，大便反快，舌质淡，苔薄白，脉象沉细不整。辨证：水气凌心，心阳不振。拟通阳利水，定悸消肿。用苓桂术甘汤：茯苓 15g，桂枝 10g，白术 10g，炙甘草 5g，加防己 10g，吴茱萸 5g，槟榔 10g，木瓜 10g，生牡蛎 30g。服 10 剂，小便通利，脚肿稍消；再服 10 剂，心悸短气之症减轻，但脉仍细涩不整，继用炙甘草汤以善其后。

摘自：谭日强. 金匮要略浅述. 人民卫生出版社，2006：204.

案4　谭日强甘草附子汤案

杜某，女，45 岁。

患风湿性心脏病，心悸短气，汗出恶风，关节冷痛，小便不利，下肢浮肿，按之凹陷，脉象沉细不整。此风湿相搏，日久不愈，邪从寒化，累及心阳所致。治宜强心通阳，温脾化湿。用甘草附子汤：炙甘草 10g，附子 10g，白术 10g，桂枝 6g，加防己 10g，茯苓 12g。服 3 剂，汗出恶风已止，关节冷痛减轻。后用真武汤加桂枝、防己，下肢浮肿亦消，但仍心悸短气，心律不齐，嘱用柏子养心丸成药常服，擅自调理。半年后随访，已能参加一般家务劳动。

摘自：谭日强. 金匮要略浅述. 人民卫生出版社，2006：42.

案5　颜德馨真武汤合五苓散案

盛某，男，58 岁。

1982 年 3 月 23 日初诊：主诉：胸闷心悸 20 余年，加剧 1 个月。患者：夙有风湿性心脏病，病程已达 20 余年。1 个月前因感冒出现咳嗽，气促，咯痰不畅，痰中偶尔夹红，心悸神乏，口渴不欲饮，纳呆，下肢浮肿，四肢关节隐隐作痛。经西药对症治疗效果不明显，而转入中医科。初诊：两颧色赤，咳嗽频作，咳痰不畅，心悸气促，动则尤甚，神萎乏力，胃纳不馨，下肢浮肿。唇紫，舌胖质暗红，苔薄白，脉沉细。血脉失和，气滞为瘀。气滞则肺失宣肃之权，故咳嗽上气、喘促并见；血瘀则心少统司之主，故心悸胸闷咯红。病程已久，呈本虚标实之证。拟温阳化瘀，平喘消肿。处方：附子（先煎）9g，党参9g，泽泻9g，桂枝4.5g，白术9g，猪苓9g，茯苓9g，丹参15g，赤芍9g，牛膝9g，红花9g，降香2.4g，苏木9g，益母草30g。7剂。

3月30日二诊：进参附五苓法，切中病机。两颧红气见退，气促渐平，下肢浮肿亦减其半，惟怔忡悸惕之象如故。舌胖，苔白，脉小数。阳虚血瘀，仍以温通为事。处方：黄芪15g，当归9g，防己9g，川断9g，杜仲9g，海风藤9g，海桐皮9g，虎杖15g，地鳖虫4.5g，白芍9g，豨莶草15g，木瓜9g，麦冬9g。90剂。上方出入治疗3个月，脉痹呈苟安之局，心悸怔忡虽未发生，但口唇色紫，脉涩之象尚然。气滞血瘀自非毕其功于一役，两方参差续服巩固，诸症随安。

【原按】

本病患者病程已久，病位在心，呈本虚标实之证，心阳虚衰，阳虚水泛，气机不利，运化失常而水肿。故治以温运心阳，活血通脉，使心阳通畅，瘀血消除，心血得养。在温阳基础上，加猪茯苓、白术、丹参等化气利水活血之品，使水湿去，瘀血通则久病得愈。

摘自：屠执中、艾静. 颜德馨临证实录. 中国中医药出版社，2010：6.

案6　万友生四逆加人参汤案

孙某某，女，19岁。

1971年9月21日初诊：患"风心病"，胸闷微痛，动则气喘，心悸头昏，怯寒肢冷，血压偏低（80/50mmHg），口淡不思饮食，胃脘及左胁下痞闷而按之微痛，舌苔薄白微黄而润滑，脉沉弱。投以人参四逆汤加味：熟附子 10g，炮干姜 5g，炙甘草 5g，党参 15g，焦白术 15g，桂枝 10g，陈皮 10g。

服上方 2 剂，胸闷大减，四肢回温，两脉渐起，血压升至 110/90mmHg，但仍胃脘痞痛不思饮食。改用香砂六君子汤加味：广木香 10g，砂仁 10g，党参 15g，白术 15g，云苓 15g，法半夏 10g，陈皮 15g，炙甘草 5g，谷麦芽各 15g，参茸黑锡丹 1 瓶。

服上方 3 剂，胃脘痞闷大减，但仍有微痛，守上方再进 3 剂。胃脘痞痛全除，知饥食香，精神转佳。但停药多日，又感胸闷痛而动则气喘，脉又沉细。并有时左胸乳下阵痛而灼热（每隔 2~3 天发作 1 次，每次持续 1 小时左右），守一诊方加云苓 15g，参茸黑锡丹 1 瓶。

再进上方 5 剂，胸闷痛除，气不喘，心不悸，头不昏，但左胸乳胁下仍有灼热感，胃脘又感痞痛，并见面浮尿急而阴中不适。改用自制白茅根汤加味：白茅根 30g，生薏苡仁 15g，赤小豆 15g，云苓 30g，北沙参 15g，柏子仁 15g，党参 15g，山楂 15g，神曲 10g，谷麦芽各 30g。

连服上方 10 剂，左胸乳胁下灼热全除，心悸未再发作，面浮已退，胃脘痞痛又除而知饥食香，守上方加减以善后。1978 年 4 月，据其胞姐孙某因病就诊时面告，她的"风心病"已痊愈，曾经在医院反复检查证实，能担负繁重工作。

【原按】

万老认为本病的辨证，首先应立足于整体，辨明虚实，分清标本；而标实又当辨明气滞、血瘀、痰浊、水湿之不同，本虚又须辨明气、血、阴、阳之各异（其中以气虚、阳虚为多见，尤以脾气虚为甚）。因本病往往是虚中有实、实中有虚等虚实错杂之证，万老认为辨证不必拘泥于西医的病名和病理，务必详审细辨其标本虚实之缓急，选方用药方能切中病机。治疗上其实多虚少者当通中兼补，随症酌加补虚方药；虚多实少者以补为主，补中兼通，甚至须先专补以固脱，如参附、四逆诸方；其纯实者治疗宜攻忌补，不可拘泥于"胸痹乃本虚标实而顾其虚"。

摘自：万友生.《中国百年百名中医临床家丛书·万友生》.中国中医药出版社，2003：84.

结　语

风湿性心脏病多见本虚标实，阳气亏虚为本，血瘀、水停为标。临证当辨证的选用经方治疗。

风心病，阴虚而风湿逗留者，往往见低热，关节屈伸不利，舌质偏红，脉细数等，可选用防己地黄汤。其中宜重用地黄，其既可养血，又能除血痹，伍以防风、桂枝、甘草祛风通脉；防己舒筋化湿。方中加虎杖化瘀宣痹，凉血解毒。阳虚而风湿相搏者，常见关节疼痛、肢末不温、舌质淡、脉浮虚而涩等，可选用黄芪桂枝五物汤加附子、仙灵脾、桃仁、红花、松节、桑寄生等。

风心病见胸满、心悸、气促，舌苔白滑。此为水饮内停，心阳不宣，用枳实薤白桂枝汤、茯苓杏仁甘草汤合方，通阳理气利水。若头眩短气，心悸，胸闷，舌质淡，苔薄白，脉沉细。此心阳不振，水气凌心，宜通阳利水，用苓桂术甘汤。

风湿寒邪痹阻经络、伤及心阳，见心悸短气，汗出恶风，关节冷痛。用甘草附子汤。心悸气促，咳嗽，乏力，苔薄白，脉沉细，脾肾阳气不足，水饮内停，宜真武汤。若久病唇舌紫，乃"血不利则为水"，加活血化瘀之丹参、赤芍、益母草、苏木等。若怯寒肢冷，脉沉弱，宜温阳救逆，选四逆加人参汤。

风心病心力衰竭的经方治疗，可参考心功能不全章节。

第四章 | 肺源性心脏病

　　肺源性心脏病是指由于支气管-肺组织或肺动脉血管病变所致肺动脉高压引起的心脏疾病。本病临床表现为慢性咳嗽、咯痰、气急，活动后心悸、呼吸困难、乏力和劳动耐力下降。严重者可以出现呼吸衰竭、心力衰竭，急性呼吸道感染是常见诱因。

　　本病属于中医"肺胀"范畴，其主要病机是正气不足，邪气犯肺，进而影响到心、脾、肾诸脏。痰湿、水饮、瘀血是其主要病理因素。

案1　万友生小青龙汤、麻黄汤、五苓散合白虎汤案

　　黄某某，男，61岁。

　　初诊：1988年10月3日。久患慢性气管炎，逐渐发展到肺气肿、肺心病。近因感冒风寒而急性发作，寒热咳喘，住入当地医院，经治无效。日益加剧，且出现尿毒症，已下病危通知，并劝其出院。现身微热而喘咳甚，痰板不得出，胸部紧逼，心里难过，上气不接下气，时出冷汗，小便不通，口干喜热饮，不思食，白天精神恍惚，有时谵语，入夜尤甚，舌苔黄腻，脉弦紧数不整。证属太阳寒水郁热于肺，乘虚并入少阴，心肾交困，膀胱气化不行所致。法当急投参附汤合生脉散以扶元固脱为主，兼用小青龙汤以宣肺化痰。方用：红人参15g，熟附子15g，麦冬15g，五味子

10g，麻黄 10g，桂枝 10g，白芍 10g，甘草 10g，干姜 10g，细辛 3g，半夏 15g，陈皮 15g，云苓 15g。

二诊：10 月 4 日上午。昨晚 7 时半开始服药，每隔 3 小时 1 次，最后一次是下半夜 3 时半，药后曾吐出多口浓痰，昨夜谵语停止，今晨自云心里稍感好过些，精神略有好转，现已熟睡。昨日夜至今晨小便仍未通，时欲尿而不得，可见膀胱气机滞涩殊甚。除守上方再进 1 剂外，并嘱间服下方：麻黄 15g，杏仁 15g，桂枝 15g，甘草 10g，云苓 30g，猪苓 30g，泽泻 30g，白术 30g，木通 30g。

三诊：10 月 5 日上午。昨日中午小便 2 次，昨夜小便 1 次，但尿量甚少，未再谵语，舌苔见退，脉仍弦紧但已匀整。守上方出入：麻黄 20g，杏仁 20g，桂枝 15g，白芍 15g，陈皮 15g，半夏 30g，云苓 50g，甘草 10g，木通 15g，细辛 5g，五味子 10g，白术 30g，红人参 15g，熟附子 15g。

四诊：10 月 6 日上午。心里难过大减，胸痹基本解除，但小便仍难出，昨日上午出院回家，直至夜间先后得小量小便 4 次，都是在床上努责而出，食欲稍开，今早进稀粥半碗和冲鸡蛋 1 枚。守上方出入：麻黄 30g，杏仁 15g，甘草 10g，白术 30g，云苓 30g，猪苓 30g，泽泻 30g，肉桂 15g，熟附子 30g，红人参 10g，五味子 10g，半夏 15g，陈皮 15g，细辛 5g，木通 30g。

五诊：10 月 7 日上午。昨日夜共得小便 4 次，量较多，较前天通畅，又得半泻大便 1 次，粪色黑，食欲渐开，昨日中午进软饭及精肉饼各 1 两多，今早吃了 1 枚冲鸡蛋，但心里又有些难过。守上方加重红人参为 15g，减麻黄为 15g。

六诊：10 月 8 日上午。小便渐通利，昨日 3 次，尿呈黄色，昨夜 1 次比以前畅快，自觉头脑清醒，但精神。胃口仍较差，时有火气上冲，心胸烦闷不舒，大声呻吟则好受些，今晨掀被叫人给他脱衣服，口干渴思冷饮。证有阳回热起之势，改用生脉散合导赤散：生晒参 15g，麦冬 30g，五味子 15g，生地 30g，竹叶 15g，木通 15g，生甘草 10g。

七诊：10月9日上午。火气上冲感减轻，二便通畅，但身热复炽，头额扪之灼手，口舌干燥喜冷饮，脉洪数。证由少阴转出阳明，佳象也。守上方合白虎汤：生石膏 30g，知母 15g，生甘草 10g，粳米 30g，生晒参 15g，麦冬 30g，五味子 15g，生地 30g，竹叶 15g，木通 15g。

八诊：10月11日上午。服上方2剂，汗出热退，心里难过全除，小便自利，但大便不畅。守上方减生晒参为 10g，五味子为 10g，木通为 10g，加杏仁 10g，瓜蒌仁 15g。

九诊：10月13日上午。再进上方2剂，精神、饮食均佳，但仍有时火气上冲而烦躁，咯痰稠黏，小便热痛。守上方加减以善后。

【原按】

本例太阳（肺、膀胱）与少阴（心、肾）同病，呈现内闭外脱之证。故既用参附汤合生脉散以救外脱，又用小青龙汤、麻黄汤、五苓散以开内闭（尤其是用大剂麻黄汤、五苓散以开尿闭起了决定性作用）。最后病机由阴出阳，而见阳明汤证，故用白虎汤清解。这是一例伤寒六经病机由阳入阴（太阳并少阴）又由阴出阳（少阴转属阳明）的生动体现，值得深入体会。

摘自：王鱼门．万友生医案选．上海中医药大学出版社，1997：100-102.

案2　丁启后麻杏甘石汤案

窦某，女，61岁。

1992年9月10日初诊：咳喘多年，加重伴心慌气短不能平卧1个月余。初诊：自述患肺心病多年，常于外感或季节交替时咳喘发作。1个月前因外感诱发咳喘，西药治疗疗效不显，并逐日加重，伴心慌气短不能平卧。患者本人为西医内科大夫，因怀疑中药疗效，迟迟不愿服中药。此次见其症状不能用西药控制，抱着试一试的心态而来就诊。现症：气短懒言，咳喘，痰多呈泡沫状无血。查：面色浮肿，无华，唇色紫暗，舌胖暗红，苔白腻，脉细数无力。诊其为肺肾气虚，痰饮内停，咳喘（肺心病）。治则：益肺补肾纳气，化痰止咳平喘。方拟麻杏甘石汤加味。处方：北沙参 15g，麦冬 9g，射干 6g，炙麻黄 6g，生石膏 15g，杏仁 9g，熟地 12g，细辛 5g，前胡 9g，海浮石 12g，法半夏 9g，茯苓 12g，马兜铃 12g，甘草 6g。3 剂，水煎内服，日 3 次，每次 200ml。

1992 年 9 月 13 日复诊：服上方后咳喘减轻，余症仍现，上方去射干、杏仁，加紫石英、柏子仁、桑白皮。3 剂。

1992 年 9 月 18 日三诊：咳喘明显好转，汗减，背心仍冷，可平卧。处方：党参 15g，麦冬 9g，五味子 9g，柏子仁 12g，熟地 15g，苏子 9g，杏仁 9g，款冬花 12g，紫石英 12g，海蛤壳 12g，桑白皮 12g，马兜铃 12g，山萸肉 12g，茯苓 12g。5 剂。

1992 年 10 月 4 日四诊：初诊症状完全控制，精神食欲尚好，方不更张，续用 5 剂。

1992 年 10 月 26 日五诊：近日精神尚好，已不咳喘，嘱其入冬后用蛤蚧、冬虫夏草打粉，每日少许吞服以巩固疗效。

【原按】

《素问.至真要大论》曰："诸气膹郁，皆属于肺。"肺以肃降为顺，肺气上逆则喘，日久肺肾两虚，肾虚不纳气，则喘息加重。该患者病程日久，肺肾气虚，痰饮内停致咳喘日久不愈，痰湿郁久化热，痰火交阻于肺则咳喘加重。本案治疗特点：①初诊用麻杏甘石汤加味，宣肺清热，平喘止咳，兼以益气；咳喘平后，以治本为主，补益肺肾，兼以化痰止咳；入冬后用蛤蚧、冬虫夏草打粉吞服。冬虫夏草、蛤蚧均入肺、肾二经，有滋肾补肺，止咳定喘的功用，并补益阴血，助经扶赢，入冬服用可预防减少喘咳的复发，体现了"上工治未病"的思想。

摘自：贺兴东等．当代名老中医典型医案集·内科分册（上）．人民卫生出版社，2009：116.

案3　谭日强瓜蒌薤白半夏汤合茯苓杏仁汤案

盛某，男，60岁，退休老干部。

患肺源性心脏病，咯痰黏稠，胸背疼痛，心悸喘息，不能平卧，饮食二便尚可，舌红苔薄，脉象弦滑。此肺气胀满、痰结在胸，治宜宽胸理气，宜痹化痰。用瓜蒌薤白半夏汤合茯苓杏仁甘草汤。处方：瓜蒌15g，薤白10g，法半夏10g，茯苓10g，杏仁10g，甘草3g，去白酒，加旋覆花10g，厚朴6g，苏子10g，干地龙10g，珍珠母15g。2年多来，每次复发，先用此方治其标，继用都气丸固其本，能收缓解症状之效。

摘自：谭日强．金匮要略浅述．人民卫生出版社，2006：142.

案4　梅国强小陷胸汤、百合地黄汤合大黄黄连泻心汤案

王某，女，77岁。

2009年4月22日初诊：患者既往有支气管哮喘、高血压、糖尿病、慢性阻塞性肺疾病、冠心病不稳定性心绞痛及肺源性心脏病史多年，曾经多次住院治疗，效果欠佳，遂慕名来诊。就诊时症见：形体消瘦，口唇紫绀，动则气促，短气，语声低微，心悸胸闷，头昏胀，步态不稳，四肢关节疼痛，左小指僵硬，下肢浮肿，盗汗，舌绛，苔薄白，脉弦缓。辨证：心肺瘀阻，水饮凌心。治则：活血祛瘀，行气利水。处方：生地黄10g，当归10g，川芎10g，赤白芍各10g，柴胡10g，郁金10g，枳实20g，土鳖虫10g，苏木10g，丹参30g，金钱草30g，海金沙15g，葶苈子15g，泽泻

10g。每日 1 剂，水煎，早晚分服。

5 月 8 日二诊：诸症明显减轻。原方继服。

5 月 22 日三诊：心悸、胸闷、气短改善；咳嗽，喉中痰阻，嗳气；舌苔中部白厚。证属痰热蓄肺，气滞血瘀。治以清热化痰，活血化瘀。处方：法半夏 10g，全瓜蒌 10g，黄连 10g，枳实 10g，石菖蒲 10g，远志 10g，郁金 10g，当归 10g，川芎 10g，土鳖虫 10g，红花 10g，葶苈子 15g，泽泻 10g，浙贝母 10g，桔梗 10g。

6 月 5 日四诊：心悸、胸闷、气短几无，嗳气消失；仍咳，喉中痰阻减轻；舌苔中部白厚，脉弦缓。症缓，上方去石菖蒲、远志、郁金，加百部、紫菀、款冬花。

6 月 19 日五诊：诸症明显好转，偶尔咯少许黄痰。上方加白英 20g，以清热化痰。

7 月 3 日六诊：咳嗽胸闷无；稍头晕；舌苔中部白厚，脉弦缓。血压 170/80mmHg。上方加钩藤 30g，茺蔚子 20g，地龙 20g。

7 月 17 日七诊：胸闷气促又作，咳嗽，咯白痰，头晕；舌绛、苔白少，脉弦。处方：南沙参 10g，麦冬 10g，玄参 10g，浙贝母 10g，桔梗 10g，法半夏 10g，百部 10g，前胡 10g，紫菀 10g，款冬花 10g，鱼腥草 10g，白英 20g，败酱草 20g，广木香 10g。

7 月 31 日八诊：咯痰带少许血丝，余症未变；舌红、苔中根部黄薄。予五诊方加败酱草 20g，以加重清热解毒之力。

8 月 14 日九诊：诸症均减轻；舌绛、苔中根白而略厚、前半部苔少，脉弦。考虑阴伤加重，予七诊方加百合 15g，生地黄 10g，丹参 30g，牡丹皮 10g。

8 月 28 日十诊：昨日咯鲜血 2 口；舌绛、苔薄白，脉弦缓。辨证为热伤肺络，治宜清热泻火，凉血宁络止血。处方：黄连 10g，黄芩炭 20g，大黄炭10g，枳实15g，浙贝母10g，桔梗10g，百部10g，前胡10g，紫菀10g，款冬花10g，大青叶10g，丹参30g，墨旱莲30g，栀子炭10g。此后，患者坚持治疗，至今日常生活已能自理，并可操持家务，来诊时语声洪亮；治疗期间，感冒次数减少，且较易治愈，亦未再住院治疗。梅师嘱患者切勿过劳，作息规律，保持心情舒畅。

【原按】

肺源性心脏病多见本虚标实之证。该患者年老体弱，固有体虚之本，但导致患者诸症的直接原因为气血瘀阻。如胸闷、心悸、气短、活动后气喘，为心脉瘀阻、肺气不利所致；头部昏蒙、胀痛、步态不稳、四肢关节疼痛、左小指僵硬是气血瘀阻经脉而成；口唇紫绀、舌绛、脉弦缓亦为气血瘀阻之象。综上所述，首诊时辨为心肺俱病、血脉瘀阻，治以活血祛瘀、行气利水。梅师用血府逐瘀汤加减，《医林改错》言："心跳心忙，用归脾安神等方不效，用此方百发百中。"此案例治疗过程中，充分体现了梅师治疗慢性肺源性心脏病的临证思路。其一，本病为本虚（气虚、阴虚、阳虚）标实（血瘀、痰滞、寒凝）之证。本标互为因果，终致心脉阻滞，气血不畅，从而诱发本病。其二，本病病情复杂，辨证时当从多方面考虑，以脏腑辨证、气血辨证为主，并宜结合六经辨证、三焦辨证等。如本案患者表现出复杂证型（血脉瘀阻证、痰热壅结证、肺阴虚证、肺热咯血证等），采取了多种辨证思维的综合治疗，取得了较好疗效。其三，同一疾病中，证型不可能绝对不变，任何一种思维、经验或处方，只有切合患者当下之证，才能药证相符，取得疗效。

摘自：高黎. 梅国强辨治肺源性心脏病验案1则. 上海中医药杂志，2011，（12）：27-28.

案5　王伯章茯苓杏仁甘草汤案

唐某某，女，60岁。

2001 年 12 月 31 日就诊，患者反复咳嗽、喘息 6 年，伴胸闷、心悸、气促 3 个月余。近期心电图示：电轴右偏，极度顺钟向转位，V_1 导联 P 波高尖，呈 Rs 型改变，$RV_1+SV_5 = 1.25mV$，提示右房右室增大。就诊时症见：胸闷，心悸，动则气促，咳嗽，咯白色黏痰，伴纳呆，尿少。查体：口唇微绀，颈静脉充盈，心音遥远，心率 110 次/分，三尖瓣听诊区可闻及 2/6 级收缩期杂音。桶状胸，双肺呼吸音普遍降低，双下肺可闻及湿性啰音。四肢不温，双下肢凹陷性水肿，舌淡苔白脉细数。诊断：肺心病，心功能衰竭。辨证：肺肾气虚，痰瘀阻络。以益气温阳、化痰祛瘀为治。处方：炙甘草 6g，桃仁 6g，红参（焗）10g，桂枝 6g，云苓 8g，川贝母 10g，知母 8g，党参 15g。

3 剂后，咳嗽减少，心率 85 次/分，尿量增加，仍胸闷，痰黏难咯。效不更方，上方加桔梗 12 g，枳实 8g，杏仁 10g，加强下气祛痰之功。再饮 5 剂，咯痰利，胸闷减。继予调理 2 周，病情明显改善，活动自如无不适。嘱定期随访，注意防寒保暖，遵嘱 1 年未复发。

【原按】

本例肺心病表现为虚实互见，王伯章教授认为本病是以虚为主，实因虚致，治疗当以化痰散瘀之泻实同时，辅以补肺纳肾，益气温阳，并在治疗当中注重扶助脾气，按此组方化裁随证调配，临床应用于治疗肺心病屡获显效。

摘自：李晓芳．王伯章教授治疗慢性阻塞性肺病经验．中国民族民间医药，2011，(2)：123.

案 6　王会仍五苓散合防己黄芪汤案

谢某，男，76 岁，退休职工。

2007 年 4 月 7 日初诊：主诉：咳嗽咯痰胸闷气急 20 余年，再发加重 2

周。初诊：患者有慢性阻塞性肺病史 20 余年，每遇秋令或感冒而易复发，且逐年加重。近 3 年来多次因慢性肺源性心脏病心力衰竭而住院治疗，每年至少发生 2 次以上心力衰竭。此次就诊诉咳嗽气急 2 周，夜间常难平卧，痰多黏稠，心悸气短，胸闷腹胀，神疲纳少，咽痒时作，鼻塞流涕，但无畏寒发热，脉弦滑，舌质暗，苔薄黄。经本院急诊室就诊，采用抗生素、平喘药及吸氧等治疗，病情有所减轻，因不愿住院而要求中医药配合治疗。查体：神清，精神无力，形体消瘦，唇绀肢肿，心率 108 次/分，律齐，肺部听诊两肺呼吸音粗，可闻及湿啰音。患者有吸烟史 30 余年，已戒烟 4 年。本次发病因感冒而起，乃属中医溢饮之证。治以通阳利水，宣肺降气，化痰祛瘀。方以五苓散合防己黄芪汤加减主之。处方：猪苓 15g，茯苓 15g，炒白术 12g，泽泻 15g，炙桂枝 6g，车前草 20g，黄芪 30g，防己 12g，杏仁 10g，桑白皮 15g，葶苈子 12g，炙苏子 12g，当归 12g，川芎 15g，野荞麦根 30g，三叶青 15g，虎杖 20g。7 剂，1 日 1 剂，煎汤口服。

4 月 17 日二诊：治疗 1 周余，患者肢肿唇绀明显改善，咳嗽咯痰、心悸气急、胸闷腹胀等症状也见减轻。效不更方，继服 1 个月后，下肢浮肿基本消退，口唇发绀已轻，咳嗽咯痰也见好转，夜能平卧，唯动则气急仍甚，嘱其继续家中吸氧。患者标实虽除，但正虚未复。故前方去车前、防己、杏仁、三叶青，加广地龙 15g，淫羊藿 12g，红景天 15g，太子参 30g，以益气、健脾、补肾继治。患者坚持以此方化裁治疗 1 年余，病情一直稳定，未再住院或急诊。

【原按】

纵观二诊，该患者为慢性肺源性心脏病，其急性发作期，采用五苓散合防己黄芪汤加减，同时选用清肺化痰等药进行治疗，缓解期时则用益气活血、健脾补肾为主进行治疗。五苓散出自《伤寒论》，原方为利水渗湿、温阳化气之古方，用于治疗太阳表邪未解，内传太阳之腑所形成的太阳蓄水证，该方能通阳利水，是治疗膀胱气化失司，引起小便不利的良方。五苓散中茯苓甘淡，利小便以利水气，是利水除湿之要药；猪苓甘淡，功同茯苓，通利水道，其清泄水湿之力，较茯苓更捷，两药配伍，利水之功尤佳；泽泻甘寒，利水渗湿泻热，最善泄水道，化决渎之气，透达三焦蓄热停水，为利尿之第一佳品。猪苓、茯苓、泽泻三药淡渗利水以利小便。佐以白术甘苦而温，健脾燥湿利水，助膀胱之转输，使水津得以分布，乃培土制水；少量桂枝辛温通阳，既能解太阳之表，又能温化膀胱之气，调和营卫，通阳利水。总之，二苓配泽泻，导水下利，通利小便，效果显著；茯苓配白术，健脾利水；茯苓配桂枝，通阳化气而利水。五药相合，改善气化，通利水道，气化水饮，水津代谢得以正常疏布。防己黄芪汤出自《金匮要略》，擅益气祛风，健脾利水，主治风水和风湿。防己大苦辛寒，祛风利水降压，与黄芪相配，利水力强而不伤正，臣以白术甘苦温，健脾燥湿，既助防己以利水，又助黄芪以益气，最后以姜枣温化水湿，甘草调和诸药。此外，王师倡用车前草、桑白皮、葶苈子等配伍黄芪泻肺平喘，利水消肿，能起到上开下达、通调水道的作用，炙苏子降气化痰、止咳平喘，当归、川芎一动一静，补血调血，以增加利尿效果，野荞麦、三叶青、虎杖合杏仁共奏苦降泄热、化痰止咳之功。肢肿唇绀消退后，则重用益气、活血、健脾、补肾之药以扶正固本，巩固疗效。

摘自：徐俪颖，骆仙芳，王会仍. 王会仍治疗慢性肺源性心脏病的临床经验. 中华中医药学刊，2010，（2）：252.

案7　颜德馨麻黄附子细辛汤合小青龙汤案

陆某，男，70岁。

慢性肺源性心脏病有年，近期复发，咳喘气促，不能平卧，咯痰白沫，盈盆盈碗，脸浮唇紫，胸闷心悸，手足紫冷。入院后以小青龙汤合三子养亲汤出入治疗，症状时有进退，舌淡而紫，苔薄白，脉沉细无力。辨证为太阳少阴合病，治当肺肾同治，攻补兼施。故以原方中加入麻黄细辛附子汤治之。处方：熟附子，法半夏、白芍、苏子各9g，炙麻黄、桂枝、五味子、葶苈子各6g，细辛、干姜各4.5g，炙甘草3g。3剂后白痰顿减，咳喘随平，胸闷心悸好转，继用上方治疗半月，诸症渐次消失，手足和而紫气退，临床治愈出院。随访疗效巩固持久。

【原按】

《伤寒论》谓："少阴病，始得之，反发热，脉沉者，麻黄细辛附子汤主之。"本方原治少阴感寒证，取麻黄发汗解寒，附子温里补阳，细辛发散温经，三者组方，补散兼施，虽微发汗，但无损阳气，故历代医家称其为散寒温阳之神剂。颜老认为慢性肺源性心脏病多属本虚标实之证，由于咳喘日久，肺病及肾，正气不固，屡招寒袭，形成肺蕴寒饮、肾虚不纳的病理状态。症见咳喘气短，咯痰白沫，遇寒或入冬频发，胸痞心悸，肢体浮肿，脉沉细等。治疗亟当宣肺散寒，补肾温阳，方选麻黄细辛附子汤最为合拍。方中麻黄虽治咳喘，但作用在肺，其效甚暂，必与附子配伍，肺肾同治，内外兼调，方可使风寒散而阳自归，精得藏而阴不扰；细辛归肺、肾二经，功能温饮定喘，用量宜达4.5~9g，才能起效，其虽辛散有余，但合以附子，则可泻肺纳肾，攻补兼顾。临床常与小青龙汤、三子养亲汤、苓桂术甘汤同用，有相得益彰之功。

摘自：颜乾麟．颜德馨运用经方治疗心血管病的经验．国医论坛，1991，4（28）：19.

案8　朱良春桂枝去芍药加麻黄附子细辛汤案

曾治一妪，61岁。

夙患肺源性心脏病，3个月前，因咳喘、心悸、腹水而住院治疗月余，诸羔均已平复。近因受寒、劳累，诸羔复作，咳喘较剧，夜难平卧，心下坚满，按之如盘如杯，腹大如鼓，下肢浮肿，小便不多，面色灰滞。舌质紫，苔薄，脉沉细。辨证：心阳不振，大气不运，水邪停聚不化。予桂枝去芍药加麻黄附子细辛汤原方。连进5剂，咳喘遂平，心下坚满已软，腹水渐退，但下肢依然浮肿。续予原方加黄芪、防己、椒目，连进8剂，腹水退净，下肢浮肿亦消十之七八，再以温阳益气、调补心肾之剂以善其后。

【原按】

此条所述之"气分"证，并非一般寒邪凝聚，气滞不通之候，实基于心阳式微，心气内结，在肺源性、风湿性等心脏病发作期最易发生。凡心阳不振引起的饮停心下（胃脘部），用一般健胃消痞剂无效，必须强心利水，始克奏功，而桂枝去芍药加麻黄附子细辛汤的主要作用即在于此。这种审因论治的方法，乃是仲景学说的特色之一。

摘自：朱良春. 朱良春医论集. 人民卫生出版社，2009：24.

案9　赵锡武越婢汤、真武汤合厚朴麻黄汤案

邓某，女，48岁，已婚，河北人，家庭妇女。

于1963年6月15日，因浮肿气短半年，1周来加重而入院。病者于1961年1月感冒后，开始咳嗽气短，下肢浮肿，经治疗好转，但常感心悸，近月来病情加重，动则心悸气短，下肢逐渐浮肿，心下痞满，咳吐白痰，尿少，既往有8年慢性咳嗽史。查体：脉弦细数，苔白，半卧位，呼吸较促，颜面微肿，唇色紫绀，颈静脉怒张，左心界稍扩大，两肺布满细湿啰音，二尖瓣可闻及Ⅱ级吹风样收缩期杂音，肝右肋下可触及2指，剑突下4指，中等硬度，腹部移动浊音阳性，下肢高度浮肿。X线胸部摄片：右心室段显示延长膨隆、两肺广泛性索状及斑片状模糊阴影，心电图为肺型P波。辨证：心肾阳虚，水饮内停，痰湿阻遏，肺气壅塞。治宜清宣肺金降气化痰，温阳利湿。方用越婢汤合真武汤加减。处方：生石膏12g，

麻黄 3g，甘草 9g，云苓 12g，白术 9g，杭白芍 9g，附子 6g，生姜 9g，大枣（擘）5 枚，车前子 15g，白茅根 30g，杏仁 9g。

上药服 3 剂后，尿量增加每日达 1500～1900ml，下肢浮肿明显减退。服 5 剂后，浮肿不显、肝大回缩，咳嗽减轻，于上方加入厚朴 6g，陈皮 6g，气喘亦减，仅有胸闷，故上方去白茅根、车前子、厚朴，加苏子 9g。再进 5 剂后，症状减轻，仍咳嗽未愈，乃肺气不宣所致，故改投宽胸理气清肺之法，方用厚朴麻黄汤加减。处方：厚朴 6g，麻黄 3g，半夏 9g，杏仁 9g，甘草 9g，沙参 18g，小麦 30g，茯苓 9g，细辛 3g，五味子 6g，生姜 4.5g。服上方后症状已大减，两肺底有少许湿啰音，病情稳定。

摘自：朱世增．赵锡武论心脑病．上海中医药大学出版社，2009：29-30.

案 10　谭日强木防己汤案

谢某，男，48 岁。

患肺心病合并感染，恶寒发热，体温 39℃，胸闷喘息，不能平卧，面色灰暗，口渴苔黄，下肢浮肿，小便短少，脉象沉紧，此宿有支饮，复感新邪，为寒热交错，虚实夹杂之候。治以寒温并进，补泻兼施。用木防己汤：木防己 10g，桂枝木 10g，生石膏 10g，红参 10g 切片蒸兑，加鱼腥草 15g，薏苡仁 12g，冬瓜子 15g，芦根 15g。服 3 剂，寒热已止，苔转白腻；后用沙参、杏仁、薏苡仁、蔻仁、川朴、法半夏、茯苓、陈皮、苏子、葶苈子、桑白皮、大腹皮、姜皮等味加减，连服 10 余剂，喘满渐平，脚肿亦消。

摘自：谭日强．金匮要略浅述．人民卫生出版社，2006：211.

案 11　颜德馨抵当汤合葶苈大枣泻肺汤案

张某，男，60 岁。

1993 年 12 月 7 日初诊：患者咳嗽、气喘 10 余年，加剧 2 周。患者有慢性支气管炎、肺气肿病史 10 余年，每因劳累、气候交变时发作，多次住院治疗。入院前 2 周因气候寒冷而致咳嗽气喘加剧，胸闷，夜间不得平卧，下肢浮肿，拟"慢性支气管炎继发感染、肺气肿、肺心病"收治入院。检查：入院当天傍晚出现嗜睡，呼之能睁眼，小便失禁。血气分析：酸碱度（pH）7.296，二氧化碳分压（$PaCO_2$）79.5mmHg，氧分压（PaO_2）30mmHg，诊断为呼吸衰竭，肺性脑病。属中医肺胀危候，予积极抢救，吸氧，呼吸兴奋剂，解痉、利尿等，症情无明显好转，遂请中医会诊。初诊：神志昏睡，言语错乱，烦躁不安，颜面及四肢浮肿，球结膜水肿，大便秘结。舌质红绛，脉细滑。痰瘀交阻，蒙蔽心神，肺失宣肃，郁久化热，久病耗伤阴液。治拟下瘀泄热，豁痰开窍为急。方用抵当汤合葶苈大枣泻肺汤加减。处方：水蛭 3g，大黄 9g，葶苈子（包）30g，大枣 7 枚，半夏 30g，石菖蒲 30g，海浮石 30g，苏木 4.5g，降香 2.4g，枳实 9g。1 剂。

12 月 8 日二诊：服药后当天大便畅通，量多，至次日神志渐清，再予前方 1 剂服用。

12 月 9 日三诊：患者已思饮食，小溲畅利，颜面及四肢浮肿渐消，球结膜水肿也消退。药中病机，予前方改葶苈子为 15g，大黄为 6g。再服 3 剂。症已大定，血气分析示：酸碱度（pH）7.344，二氧化碳分压（$PaCO_2$）5.59mmHg，氧分压（PaO_2）97mmHg。改用益气化瘀法调理，1 个月后病愈出院。

摘自：屠执中，艾静. 颜德馨临证实录. 中国中医药出版社，2010：31.

结　语

肺心病以痰饮、瘀血为主要致病因素，而二者的形成与阳气不足有关，故在治疗中当标本兼顾，根据病情选用经方。

肺心病由外感风寒，寒饮内停，身热恶寒而咳喘、痰多、清稀，宜用小青龙汤、麻杏甘石汤等，水饮较重合用五苓散。咳喘、胸闷，宜宽胸理气，方用厚朴麻黄汤。损及心肾之阳，合用参附汤、生脉散以救外脱。

肺源性心脏病，痰结在胸，肺气壅滞，症见咯痰黏稠，胸胀，心悸喘息，脉弦滑，用瓜蒌薤白半夏汤、茯苓杏仁甘草汤合方。

梅国强治疗肺源性心脏病，常根据痰热之多寡、阴伤之程度、咯血之有无，选择小陷胸汤、百合地黄汤、大黄黄连泻心汤。痰热蕴肺，闭阻心脉，心悸胸闷、气短、喉中有痰，嗳气，舌苔厚，宜小陷胸汤。若热邪伤阴，苔少，宜百合地黄汤。肺热炽盛，咯血，选用大黄黄连泻心汤。至于肺心病气滞血瘀，胸闷、口唇紫绀，常用血府逐瘀汤，本方即《伤寒论》四逆散加活血化瘀药物组成。

风心病肺不能宣发肃降，则咳嗽、气喘，宜茯苓杏仁甘草汤以宣肺化痰利水。

慢性肺源性心脏病患者病久耗伤正气，以致肺气不足，痰饮内结，阻滞心脉，可选用防己黄芪汤、五苓散合方益气逐饮。若心脉不畅，心血瘀滞，口唇发绀，舌黯有瘀点，脉沉细涩者，宜加当归、川芎、虎杖等活血化瘀。

慢性肺源性心脏病多属本虚标实之证，宣肺散寒当注意温补肾阳，可用麻黄细辛附子汤散寒温里。临床常与小青龙汤、三子养亲汤等一同使用。若兼心阳不振，饮停心下，可选择桂枝去芍药加麻黄附子细辛汤。若心肾阳虚，水饮内停，肺气壅塞，动则心悸气短，下肢逐渐浮肿，心下痞满，咳吐白痰，尿少，治宜越婢汤、真武汤合方。

肺心病合并感染，宿饮新邪，寒热交错者，症见发热，胸闷喘息，苔黄，用木防己汤。

肺性脑病，妄言、昏睡，乃痰、瘀、热交结，急则治标，下瘀泄热涤痰，以抵当汤合葶苈大枣泻肺汤治之。临证可加苏木化瘀，海浮石涤痰，石菖蒲开窍。

第五章 | 心 肌 炎

心肌炎是指各种原因引起的心肌的炎症性病变，临床多由感染引起，其中病毒性心肌炎最常见。本病常有原发感染的表现，病毒感染在1~3周后可出现心肌炎的症状，表现为心律失常、心力衰竭，若炎症累及心包膜及胸膜时，可出现胸闷、胸痛症状。

本病属于中医"心悸""胸痹""温病"范畴。病机多由风寒、风热邪气内侵营血、心包，其发生多与正气不足有关。

案1　张德超竹叶石膏汤案

仇某，男，10岁。

1981年3月17日初诊：麻疹后发热咳嗽气促月余。曾在某院诊治，经胸片、心电图、血液等检查诊断为大叶性肺炎、病毒性心肌炎，用青霉素、链霉素、激素及能量合剂输液等治疗半月未效。刻诊：身热，午后热势较甚（39℃~40℃），有汗不解，烦躁，夜眠不宁，甚则惊叫，呛咳，气促，口干渴饮，纳差，舌苔薄白而干，质红，脉数促。辨证为麻疹热毒内犯心肺，气阴两伤。治以清热生津，益气养阴。方用竹叶石膏汤加味：竹叶15g，生石膏30g，麦冬15g，法半夏5g，北沙参、鲜石斛各15g，瓜蒌皮、冬瓜子各10g，活水芦芽3尺（去毛节）。3剂。

20 日复诊：身热退，呛咳减，气促较平，口渴亦减，夜眠较安，已无惊叫，脉尚数，但无歇止，舌质红，苔薄白稍干。原方加天花粉 10g，太子参 15g。3 剂。

24 日三诊：热退神爽，呛咳渐止，气息已平，尚未思纳谷，苔薄白稍干，脉数已趋和缓。改进沙参麦冬汤清养肺胃阴分，以善其后。

【原按】

本案为麻疹热毒内犯心肺，邪热方兴未艾，又见气阴两伤之象。故投以竹叶石膏汤清热养阴，益气生津。加石斛、芦根以加强其清热养阴生津之功。瓜蒌皮、冬瓜子以清宣肺热，获效甚捷。

摘自：张荣春. 张德超应用经方治验五则. 中国中医基础医学杂志，2000，(9)：40.

案 2　颜德馨瓜蒌薤白半夏汤案

金某某，女，37 岁，工人。

初诊：心慌、心悸、有时胸背痛，已 3 个多月。3 个多月前，患者患右侧输卵管峡部妊娠破裂而发生失血性休克，住在北京某医院妇产科进行手术抢救。当时失血约 2200ml，输血共 1800ml。术后一般情况均佳。但 3 月 20 日感到心慌、恶心，即请内科会诊，做心电图检查数次，诊断为急性心肌炎。经注射复方丹参、三磷腺苷、维生素 C，口服普萘洛尔、双嘧达莫等，以后又服中药（黄芪、党参、白术、当归、生地、麦冬、丹参、山药、石莲肉、合欢皮、远志、枣仁、黄连、陈皮、半夏、茯苓、甘草等加减出入）80 余剂，心电图仍不正常。目前主要感到胸闷、心慌，走路稍多则气短，有时胸背疼痛，左侧较重。恶心，食欲不振。睡眠不实，月经量多，腰部酸软乏力，精神不振。二便尚可。患者发育正常，营养中等，意识清，略现神倦，说话清楚但声音欠洪亮，活动后呼吸有些短，脉象左手寸弱，关、尺沉细，右手寸、尺沉细，关沉滑细，舌苔白。余未见异常。

四诊合参，诊为胸痹病，心血不足，胸阳不振证。治宜助阳开痹，养血宁心，佐以益肾脾。处方：瓜蒌薤白白酒汤合四物汤加减。全瓜蒌 30g，薤白 10g，当归 10g，白芍 12g，生熟地各 9g，红花 5g，生牡蛎 30g（先煎），白术 9g，茯苓 12g，桑寄生 30g，炒川断 21g。水煎服，6 剂。本方以瓜蒌宽胸散结、化痰降浊，薤白辛通心胸、助阳开痹为主药。当归、白芍、生熟地养血荣心为辅药。白术、茯苓化湿调中、益脾；桑寄生、川断益肾、固冲任；生牡蛎潜安心神为佐药。又以少量红花引补血药入心，并能祛瘀生新为使药。共成助阳开痹、养血宁心、益肾安神兼能调中益脾之剂。

二诊：患者用药后睡眠好转，食纳转佳，但胸闷、心慌、胸背痛、腰酸等症，未见减轻。舌苔已化为薄白，脉象沉滑为主，细象已见好转。据此脉症分析，知上方养心安神及调中的效力已到，但助阳开痹的药力尚不足，故改用瓜蒌薤白半夏汤加桂枝以助阳开痹，仍辅以益肾、调中、安神之品随症出入。全瓜蒌 30g，薤白 10g，半夏 9g，桂枝 9g，苏梗 9g，丹参 12g，远志 9g，珍珠母（先煎）30g，桑寄生 30g，川断 15g，党参 9g，白术 6g，茯苓 12g。6 剂。

三诊：患者胸闷、胸痛减轻，睡眠又进一步好转，腰酸亦减轻。尚有背痛、气短、性情急躁之症。舌苔薄而浅黄，脉象略滑，已无细象。仍以上方加减：桂枝减为 6g，丹参增为 15g；去白术、川断、苏梗；加香附 9g，槟榔 9g。再服 6 剂。

摘自：焦树德. 中国百年百名中医临床家丛书·焦树德. 中国医药科技出版社，2010：537-538.

案3　祝谌予桂枝甘草汤案

白某，女，36 岁，干部。

1994 年 2 月 3 日初诊：主诉心悸伴头晕、胸闷 2 年。患者 1992 年春不慎感冒，以后经常心悸，脉律不齐，严重时每分钟可停跳十几次，伴头晕、目昏、胸闷憋气，劳累或生气后易发。曾在北京医院内科查心电图示：室性期前收缩频发，二度Ⅰ型房室传导阻滞，先后服过数种抗心律失常西药不效，疑诊为心肌炎后遗症，求中医治疗。现症：心悸阵作，有时停跳感，乏力头晕，胸闷憋气，神疲纳差，睡眠不安，颜面晦暗不华。昨日月经来潮，诸症加重，且腰酸膝软，小腹隐痛。舌暗淡，脉沉细无力，脉律不整。辨证：心血亏损，心阳不足，心肾不交。治宜益心气，助心阳，补心血，交通心肾。方以生脉散合桂枝甘草汤加味。处方：党参10g，麦冬10g，五味子10g，柏子仁10g，桂枝10g，炙甘草6g，生黄芪30g，菖蒲10g，郁金10g，丹皮10g，川断15g，桑寄生20g，菟丝子10g。每日1剂，水煎服。

2月24日二诊：服药14剂心悸减轻，自觉期前收缩明显减少，月经1周净。昨日因生气，今日早博又增至5~6次/分，伴乏力气短明显，舌脉同前。守方去川断、桑寄生、菟丝子，加丹参30g，白术10g，白芷10g。再服14剂。

3月10日三诊：胸闷憋气告愈，入睡较佳，期前收缩减少至1~2次/分，口中和，后背畏冷。舌脉同前。守方去白芷、炙甘草，加羌活10g，菊花10g，炒枣仁15g。再服14剂。

3月31日四诊：期前收缩基本控制，未再心悸胸闷。但3天前月经来潮，每日上午则头晕不能自持，视物旋转，大便溏薄，舌淡，脉细弦。辨证：气血不足，血不上荣，治用补中益气场加减以补气升阳，养血安神。处方：生黄芪30g，党参10g，白术10g，升麻5g，柴胡10g，当归10g，陈皮10g，炙甘草6g，川断15g，桑寄生20g，菟丝子10g，菖蒲10g，炒枣仁15g，五味子10g。7剂。

4月14日五诊：服药3剂，头晕即愈，精力充沛，未再心悸，复查心电图大致正常。以后每逢月经期前后，即有数天头晕心悸、期前收缩发作，均用上方控制。

6月2日六诊：连服上方20余剂，诸症均愈。舌淡暗，脉沉细。拟配丸药方巩固。处方：党参30g，麦冬30g，五味子30g，柏子仁30g，桂枝30g，生黄芪90g，当归30g，川芎30g，赤芍30g，葛根50g，丹参90g，菊花30g，白芷30g，白薇30g，枸杞子30g，女贞子30g，菖蒲30g，郁金30g。诸药共研细末，炼蜜为丸，每丸10g重，每服1丸，每日2次。1994年9月随诊，一直未发生期前收缩，精神体力均佳。守方加生山楂90g，再配蜜丸继服。

【原按】

心肌炎后遗症以心律失常为主要临床表现者多属于中医"脉结代、心动悸"一类病证。由于正气不足，邪毒侵心，耗气伤阴，心血失养，内舍于脉，使搏动失其常度则心悸不宁，脉律不整。祝师认为，所谓脉结代不能混为一谈。结脉是脉缓而有不规则的间歇，主阴盛气结，气壅痰滞；代脉是有规则的间歇，主脏气衰竭；而促脉是脉数而有不规则的间歇，多见于热性病。临床诊断脉律不整时，必须结合其他症状，详加辨证，因为心主血脉有赖于心气推动和心血充盈，心气不足则血行不畅，心血亏损则心失所养，临床常有证型错杂，兼证各异，寒热互见，阴阳互损情况，治疗必须以调理气血阴阳为主而达扶正祛邪之目的。本案因外感后发生心悸、头晕、脉律不整，乃邪毒内犯心脏，导致心气不足，心阳不振，气血不畅，故临床特征为劳累或生气后易发，且每于行经时心悸、头晕明显，气血双虚不能养心、充脉、上荣于头可知。祝师以生脉散合桂枝甘草汤或黄芪建中汤为主益气养阴，温补心脾，酌加柏子仁、首乌藤、枣仁养心安神，当归、川芎、赤芍、丹参养营和血，菖蒲、郁金、羌活、菊花宣痹通脉，川断、桑寄生、菟丝子、女贞子补益肾气，终使诸症告愈，脉律稳定，心电图复常。本案治疗中每于月经来潮祝师均易以补中益气汤加川断、菟丝子等升阳益气，培补脾肾，是因经期血液下行而头晕明显，属权变之治。

摘自：董振华等．祝谌予临证验案精选．学苑出版社，1996：41.

案4 赵锡武桂枝加芍药汤合当归芍药散案

曹某某，女，37岁。

感冒后胸闷微痛，心率110次/分，频繁发作期前收缩，为心肌炎后期表现。1975年2月初诊：脉沉迟无力，三动一止显有代象。首剂投桂枝加芍药汤合当归芍药散加蒲公英以通阳活血利水，调和营卫，清热解毒。茯苓12g，白术9g，泽泻18g，当归9g，白芍15g，川芎9g，蒲公英30g，甘草9g，桂枝9g，生姜9g，大枣7枚。10剂。

3月17日二诊：药后诸症略减，照上方去桂枝姜枣，加瓜蒌薤白汤，加党参30g。继服10剂，病况著减。照二诊方继服10剂，症消病愈。

摘自：朱世增．赵锡武论心脑病．上海中医药大学出版社，2009：26.

案5 包培荣黄芪桂枝五物汤、葛根芩连汤案

高某，男，30岁，职员。

2010年4月12日初诊：阵发性心慌、胸闷、气短5年，加重1周。患者5年前因上呼吸道感染后出现心慌、胸闷，于医院确诊为"心肌炎"，间断服用辅酶Q、果糖、中成药等疗效欠佳。刻诊：心慌、胸闷、气短，呈阵发性，劳累及情绪波动可诱发，夜间睡前加重，时有夜间憋醒，鼻塞，流黄涕，畏寒，项强，纳可，眠差，大便质黏，小便调。舌暗红，苔黄腻，脉细弦。咽部充血。心脏彩超示：心肌炎改变。中医诊断：心悸（心气亏虚，湿热内阻）；西医诊断：心肌炎。治则：益气通阳，清热化湿。给予黄芪桂枝五物汤与葛根芩连汤合方加减：黄芪15g，桂枝15g，白芍15g，党参15g，葛根15g，黄芩6g，黄连6g，栀子6g，炒白术9g，川

芎 9g，青陈皮各 9g，槟榔 9g，郁金 12g，合欢皮 15g，清半夏 9g，炒谷芽、炒麦芽各 9g，穿山甲 30 g，绞股蓝 30g，大枣 6 枚，生姜 3 片。水煎服 500ml，日 1 剂，分 3 次餐后半小时服用。并口服诺迪康胶囊（组成：圣地红景天）0.56g，每日 3 次。

1 周后复诊，患者述心慌较前明显缓解，仍有胸闷、气短，近期晨起鼻衄，色鲜红，量少，纳差。上方去穿山甲，加五味子 6g，三七粉（冲服）1.5g，玉竹 15g，木香 6g。后随症加减，一直服药至 2011 年 1 月 24 日，诸症悉除，定期复查心电图及心脏彩超，均提示较前好转。2 个月后复诊，未诉不适。

【原按】

本例之心肌炎，因患者正气不足，温热毒邪袭表侵肺后进一步由表入里，湿热相和，损伤脾胃，运化乏源，五脏失养，心气亏虚，且湿热上犯于心，心血运行受阻，心神受扰，发为心悸，故治当益气通阳，清热化湿。方中以黄芪、党参、炒白术补益中气，中气足方有化源，心气得以滋养；桂枝专入心经，通阳化气，配伍白芍能调和营卫；葛根、黄芩、黄连解肌升清、清热燥湿；配伍栀子除热利湿，邪去则气机得条畅，气血得调和；青陈皮、槟榔、清半夏理气燥湿，气行则血行，血行则湿热得散；川芎辛香走窜，行血之气；配伍郁金、穿山甲以活血通络，则心脉得畅，心神得守；郁金、合欢花解郁宁心安神；绞股蓝、红景天健脾益气，解毒活血；炒谷麦芽、大枣、生姜顾护胃气。方药相互为用，以奏其效。

摘自：孙冰倩．包培荣运用经方时方辨治心系疾病．河南中医，2012，（1）：26.

案6　翁维良麻黄附子细辛汤案

张某某，女，38 岁。

1975 年 8 月 22 日初诊：患者于 1975 年 2 月因外感发烧，体温达

38℃，1 周以后有胸闷、心悸头晕，乏力，曾在某医院诊治，发现心动过缓，服用阿托品心率可达 50 次/分，平时波动在 36~45 次/分。阿托品试验，静脉注射阿托品 2mg，心率最高上至 56 次/分。近 1 个月来病情加重，头晕欲倒，胸闷心慌，乏力畏冷，舌质淡，苔白腻，脉沉迟结代。心率 31 次/分，心律不齐。心电图示：心率 30 次/分，窦性心律与结性心律交替或并行心律，偶发室性、房性及结性期前收缩。西医诊断：病毒性心肌炎，病态窦房结综合征。属心脾肾阳虚，治疗用益气温阳之剂。以补中益气汤合麻附细辛汤加减：党参 25g，黄芪 25g，升麻 10g，柴胡 6g，白术 10g，鸡血藤 12g，陈皮 12g，干姜 10g，川附片 12g，麻黄 10g，细辛 3g，甘草 6g。上方服用 5 剂后心率较前增加，晨起床前可达 40~50 次/分，早餐后最高达 70 次/分。上方加减服用 2 个月，心率一般维持在 40~60 次/分，结性心率减少。病人带药出院，门诊继续观察治疗。

【原按】

本例心率缓慢达 30 次/分，心律不齐，头晕欲倒，舌质淡，脉结代，属心脾肾阳虚。治疗以党参、黄芪益气；升麻、柴胡提升清阳，鼓动血脉；麻黄、附子、细辛、干姜温阳通脉，提高心率；陈皮、白术健脾；鸡血藤养血活血；此方加减服用 2 个月病情明显好转。

摘自：翁维良，于英奇. 杂病证治. 人民卫生出版社，1983：88-89.

案 7　颜德馨四逆汤案

张某，女，53 岁。

初诊：患心悸怔忡 2 年，伴心前区不适，胸痞，头晕乏力，形寒肢冷。心电图检查提示心肌损伤，血压 160/90mmHg。拟诊为病毒性心肌炎后遗症。患者心悸，怔忡，语声低微，面颧潮红，四肢欠温，神萎乏力，下肢浮肿。舌胖色紫，苔润，脉沉细无力。心为一身之大主，心阳失于斡旋，营卫受阻，气血不足，阳虚阴凝，阴霾久布，非温不能通。处方：淡附片9g（先煎），桂枝4.5g，干姜2.4g，炙甘草3g，党参9g，五味子6g，麦冬9g，生蒲黄9g（包煎），莪术9g，降香2.4g，丹参15g，菖蒲6g，水蛭3g。28剂，水煎服，日1剂，分2次服。

二诊：患者药后心悸有减，浮肿消退，舌胖苔薄，脉沉弦。再守前制，缓图可也。于上方去水蛭、莪术、菖蒲，加淮小麦30g，远志9g，百合9g。7剂，水煎服，日1剂，分2次服。

三诊：药后心悸怔忡已除，改为益气养阴，活血化瘀，两法并行。进温阳通络，益气养阴，心悸怔忡消失，神萎乏力有瘥。续投活血化瘀，畅利营卫之剂。所患渐复，心电图复查恢复正常。

【原按】

心悸怔忡为病毒性心肌炎的主要症状，气阴两亏、瘀血内停则是其主要病机，故附子汤、四逆汤合生脉散温阳化凝，阳中求阴，加活血化瘀之品，更切病机而奏效。桂枝加龙牡汤为善后良方，现代实验提示，能促进受损心肌的恢复。患者面颧潮红，是属虚阳，当以附子、龙牡引火归宅。心居胸中为阳中之至阳，心主血脉，血脉有滞，必致心气不通，故用通阳化瘀之剂，治之效验卓著。核之《内经》"伏其所主，先其所因"，能明晓温阳不在热而在通，化瘀不在攻而在畅之理，可谓"调其血气，令其条达，而致和平"。以暴取胜，每见功于一时，久必耗伤气阴，当不可取焉。

摘自：颜乾麟. 颜德馨心脑血管病医论医案选. 科学出版社，2011：112-113.

案8　邓铁涛炙甘草汤案

雷某，女，40岁。

1997年7月1日入院。心慌、心悸、胸前区郁闷半月。患者于5月1日受凉感冒，头痛鼻塞，自服康泰克等药，症状消失，仍有咽部不适。半月前因过劳后出现心慌、心悸，胸前区郁闷不适，查心电图示：偶发室性期前收缩。服心血康、肌苷等，症状未见缓解。3天后某医院行动态心电图示：频发单纯性期前收缩。诊为病毒性心肌炎，予抗病毒口服液、抗生素及美西律等药治疗，疗效不明显，遂收入我院。自述胸闷，心慌心悸，时作时止，疲倦乏力，睡眠差，纳一般，二便调，舌淡暗边有齿印，苔少，脉结代。检查：神清，疲倦，双肺未闻及干湿性啰音，心界不大，心率66次/分，律欠齐，可闻期前收缩2~3次/分，未闻及病理性杂音。实验室检查：血常规、类风湿因子、血沉均正常。彩色心脏BUS超声：各房室腔均不大，各瓣膜形态及活动尚可，左室心肌、心尖部内膜增厚，回声增强，有瘢痕形成，运动减弱。超声诊断：心肌炎改变。ECT：静态心肌显像示心肌前壁病变。既往有风湿性关节炎史20年，经治疗病情稳定；有慢性咽炎史20多年，且常复发；有青霉素、链霉素、海鲜等过敏史。西医诊断：心肌炎，心律失常，频发室性期前收缩。中医诊断：心悸。邓教授四诊合参，认为证属气阴两虚，痰瘀内阻。治以扶正祛邪，补益气阴，养心安神为主，佐以祛瘀通脉。方以炙甘草汤加减。处方：炙甘草、党参各30g，生地、火麻仁（打）各20g，麦冬15g，阿胶（烊）10g，桂枝12g，大枣6枚，生姜9g。5剂，每日1剂，水煎服。配合中成药宁心宝、生脉液、滋心阴口服液、灯盏花素片治疗。

7月5日二诊：精神好转，偶有心慌、心悸、胸闷，胃纳睡眠均可，无口干，二便调，舌淡暗边有齿印，苔薄白，脉涩。查体：心率81次/分，律欠齐，可闻期前收缩1~2次/分，心电图示：大致正常。气阴已复，痰瘀渐显，治以益气养阴，豁痰祛瘀通脉。处方：炙甘草、党参、茯苓各30g，生地、丹参、火麻仁（打）各20g，麦冬10g，阿胶（烊）10g。桂枝、桃仁、法半夏各12g，大枣6枚。4剂，每日1剂，水煎服。

7月9日三诊：精神好，心慌、心悸、胸闷偶作，胃纳、睡眠尚可，二便调，舌淡暗，苔稍腻，脉细涩。心率 78 次/分，律欠齐，可闻及期前收缩 1~2 次/分，此为养阴太过，痰瘀明显，改益气健脾，涤痰祛瘀通脉为治。处方：枳壳、橘红各 6g，白术、茯苓各 15g，竹茹、炙甘草、法半夏各 10g，太子参、五爪龙各 30g，三七末（冲）3g，火麻仁（打）24g，丹参 20g。每日 1 剂，水煎服。守方服 2 天，诸症消失，胃纳、睡眠尚可，二便调，舌淡红苔薄，脉细。心率 80 次/分，律齐，24 小时动态心电图示：窦性心律，偶发性室性期前收缩，出院。

【原按】

心肌炎、心律失常、室性期前收缩表现为心慌、心悸、胸闷，属中医学心悸范畴，辨证属于心气虚为主的心悸、心慌，邓老常用炙甘草汤治疗。炙甘草汤原用治气血不足，心阴阳虚之脉结代、心动悸证，与本例辨证相符。方中重用炙甘草甘温补脾益气，通经脉，利血气为主药；人参、大枣补益中气，化生气血；桂枝、生姜辛甘，通阳复脉；又以阿胶、生地、麦冬、火麻仁滋阴养血，诸药合用使阴阳得平，脉复而悸止。三诊时邓教授认为除气阴虚外，兼见痰瘀之实邪，若一味滋阴，恐有生痰助邪之嫌，故阴复后，则将治法易为益气涤痰祛瘀为主。以温胆汤加减，意在益气健脾，涤痰祛瘀，邪去则胸中清阳得以正位，心神得养而神自安，从而获得良好疗效。但仍留有炙甘草汤之太子参、火麻仁、炙甘草以助脉复，且防伤阴。

摘自：邱仕君.邓铁涛医案与研究.人民卫生出版社，2009：102-103.

案9　金寿山甘麦大枣汤案

王某，男，42 岁，工人。

1981 年 4 月 17 日初诊：1980 年 11 月 15 日至 12 月 25 日曾因"病毒性心肌炎"住院。患者 10 天前感冒，初诊时感冒虽愈，但心悸明显，动则加重，伴胸闷气急。脉弦细无力结代。经心电图检查：频发房性期前收缩 10 次/分以上。治以养心复脉化痰。处方：炙甘草 6g，淮小麦 30g，大枣 5 枚，赤白芍各 10g，白石英 15g，丹参 12g，瓜蒌皮 12g，朱茯苓 12g，柏子仁 10g，远志 5g。14 剂。

5 月 8 日二诊：心悸、气急、胸闷减而未已，动则转甚，伴下肢酸痛。复查心电图：房性期前收缩，偶发 0～1 次/分。脉细，偶有结代，苔薄。治从原法。予上方，加独活 9g，牛膝 12g。7 剂。

5 月 15 日三诊：平时已无心悸，劳累后气急、胸闷，偶见期前收缩。大便畅，夜梦多。脉弦，苔薄滑。治从原法，予上方加枣仁粉（吞）6g。7 剂。

摘自：朱世增. 金寿山论外感病. 上海中医药大学出版社，2009：390.

结　语

心肌炎初由温热损伤心肌，渐及阴阳两虚，当辨证采用清热解毒、益气养阴、温阳散寒的经方治疗。

心肌炎热毒内犯，气阴两伤，宜竹叶石膏汤清热养阴，益气生津。

心肌炎表现为胸闷、心慌、胸背疼痛、恶心，关沉滑细，舌苔白。辨证：痰浊内阻，胸阳不通。宜瓜蒌薤白半夏汤。临证可加桂枝温通胸阳，丹参活血化瘀。

邪毒内犯心脏，心气不足，心阳不振，劳累后易发，治以桂枝甘草汤。气阴不足合生脉散合，酌加柏子仁、首乌藤、枣仁养心安神。

胸闷痛，脉沉迟无力，或有代象。辨证：阳虚水停，瘀血阻滞。宜桂枝加芍药汤温阳活血化瘀，合当归芍药散活血利水。

正气不足，温热毒邪袭表侵肺，由表入里，湿热相和，上犯于心。证见心慌，胸闷，鼻塞，流黄涕，畏寒，项强，大便质黏，苔黄腻。故治当益气通阳，清热化湿。方用黄芪桂枝五物汤、葛根芩连汤合方。方中黄芪益气固表，桂枝、白芍调和营卫，葛根解肌，黄芩、黄连清热燥湿，可加川芎、郁金、穿山甲、绞股蓝、红景天以活血通络。

病毒性心肌炎后期心率缓慢，舌质淡，脉返结代，属心肾阳虚，宜麻黄附子细辛汤治疗。脾虚合用补中益气汤。

病毒性心肌炎后遗症，症见心悸，四肢欠温，舌胖色紫，苔润，脉沉细无力，心肾不足，宜四逆汤。临证可合用生脉散，并加活血化瘀之品。

心肌炎心悸、脉结代，宜炙甘草汤。若心悸、脉弦细无力结代，金寿山治以甘麦大枣汤，加赤白芍、丹参活血化瘀，瓜蒌皮化痰，朱茯苓、柏子仁、远志安神。

第六章 | 心功能不全

心功能不全是指由多种原因造成心舒缩功能障碍，导致心脏不能排出足量的血液来满足全身组织需要的临床综合征。心功能不全按进程可分为急性心功能不全和慢性心功能不全。其中，慢性心功能不全，特别是左心功能不全最常见。临床表现为呼吸困难、咳嗽、咳痰、咯血、发绀、疲乏无力。

本病属于中医"痰饮""水气"范畴。其病机主要是阳气不足，痰饮停聚，病久可导致瘀血。主要涉及心、脾、肾三脏。

心功能不全治疗以温阳利水为主，病久痰瘀互结，病多难治，当加入活血化瘀之品，如泽兰、益母草等。病重者，寒饮内盛，阳气欲脱，尤当急以回阳固脱，益气生脉，中西医结合挽救垂危。

案1 李介鸣防己黄芪汤加减案

于某，女，45岁。

1982年4月15日出诊：患者1951年出现"风心病"。1979年心慌气短加重，且下肢浮肿，不能参加工作，间断地服用地高辛、双氢克尿噻等。1981年出现房颤，近日病情加重而入某医院治疗。西医诊断为风湿性心脏病、心脏扩大、慢性心力衰竭。诊查：下肢浮肿，按之没指；喘息气促，不能行动；小便量少，每日量400ml左右；胸闷心悸，纳差腹胀。舌胖暗，苔白腻，脉沉细无力。辨证：脾肾阳虚，水湿泛滥。治则：益气健脾，温阳利水。处方：黄芪24g，白术12g，茯苓30g，防己12g，车前子30g（布包），制附片3g。6剂，水煎服。

4月26日二诊：尿量略增，气短腹胀稍轻，余症如旧，舌脉同前。上方改黄芪30g，加人参10g，黑白丑各1.5g（黑白丑为末剂，日分2次冲服）。6剂，水煎服。

5月3日三诊：水肿见消，喘亦减轻，尿量增加。日尿量增至800~1200ml，舌淡暗，脉沉细。上方去黑白丑，继服药6剂，效可再服。

5月27日四诊：上方药连续服用24剂，水肿已退，喘亦止，能下地行走，尿量如常人，然仍有气短。舌苔薄白，脉沉细。病情好转，遂带方出院。

【原按】

脾虚则水失运化，肾虚则失其温煦，水湿溢于肌肤则为水肿，水湿上泛则为喘和悸。故治当温补脾肾之阳，通利水湿。方用防己黄芪汤加减，旨在补气利水。但二诊之时，病势依然未减，小便仍旧难出，此虽属标，却当务之急，若其不去，余症难除，故急用黑白丑以逐水退肿，更加人参且增加黄芪用量以防伤正。三诊之时，尿量增，水湿降，则去黑白丑。景岳云："补泻之法，补亦治病，泄亦治病，但知其要也。"本病乃痼疾正伤，标症却急，倘若失治则误全盘，故用泻邪补正之法，攻者且暂，补者从长，先加峻药黑白丑攻逐水饮，水稍去即用补脾益气之品从长缓治以求复原。

摘自：董建华，王永炎．中国现代名中医医案精粹（4）．人民卫生出版社，2010：416.

案2 赵炯恒茯苓甘草汤合苓桂术甘汤案

朱某，女，56岁，工人。

1980年5月16日初诊：素有风湿性心脏病，每遇劳累则气急、心悸、胸闷，服炙甘草汤后诸症缓解。昨日因饮冷食后，到晚上心悸、气急、胸闷又作，次日上午伴见四肢厥冷，口渴，小便不畅，下肢浮肿，脘腹喜热按，舌淡白，脉迟缓（心率 48 次/分）。此乃水饮内停，胸阳被遏，亟以利水通阳为先。方处茯苓甘草汤加味：茯苓、车前子、桑白皮、炙甘草各 10g，厚朴、木通各 3g，冬瓜皮 30g，桂枝、陈皮各 5g。3 剂。

二诊：投利水通阳剂后，小便增多，下肢浮肿亦减，四肢转温，前方去冬瓜皮、木通，加炒白术、党参各 10g。每日 1 剂。5 剂后，气急、胸闷、心悸消失，下肢浮肿退净，舌转红润，脉细滑。改予炙甘草汤加减，益气养心以治本。

【原按】

《伤寒论》有"伤寒厥而心下悸，宜先治水，当服茯苓甘草汤，即治其厥，不尔，水渍入胃，必作利也"之论，与本例颇合。其发病机制为水饮内停，胸阳被遏，阳气不能达于四末则厥，不能振奋心阳则悸。厥、悸均是水饮为患，赵老先治其水，方用茯苓甘草汤治之。其茯苓淡渗利水，桂枝通阳化气行水，生姜宣散水气，甘草补中调和诸药，合为通阳利水之剂。此为不治厥而厥自回，不治悸而悸自安之法。一诊、二诊时选加木通、车前子、冬瓜皮、桑白皮增加利水之功，用厚朴理气宽胸以治胸闷，陈皮、白术、党参健脾助运，以防水饮再犯。药后水饮已去，因原有风心疾患，故予炙甘草汤加减以治本。

摘自：高望望，沈企华. 赵炳恒运用经方治疗心脏疾病经验. 浙江中医杂志，2002，37（6）：236-237.

案3 万友生麻黄附子汤案

龚某某，男，78 岁。

1992 年 10 月 19 日初诊：素患慢性肺气肿、冠心病、心律失常、心功能不全等病。近 1 周发生下肢凹陷性水肿，脚软行走困难，动则心悸、气喘、胸闷，形寒特甚，脘胀，纳差，大便呈不消化状，舌苔白润，脉结代。投以麻黄附子汤合自制白茅根汤加味：麻黄 15g，熟附子 30g，甘草 10g，焦白术 30g，黄芪 50g，白茅根 50g，生薏苡仁 30g，赤小豆 30g，泽兰 30g，桑寄生 50g，杜仲 30g，鸡内金 15g。

10 月 23 日复诊：服上方 5 剂，水肿基本消退，现仅下午足跗微肿而已。已能行走自如，胃脘不胀，纳增，但仍怯寒甚，苔仍白润，脉仍结代。嘱守上方坚持长服以期尽其全功。

【原按】

本案冠心病、心功能不全而出现重度水肿，是因心肾阳虚水泛所致，故用麻黄附子汤加味以温阳利水。

摘自：王鱼门. 万友生医案选. 上海中医药大学出版社，1997：93.

【编者按】　白茅根汤由白茅根、生薏苡仁、赤小豆，对湿热伤阴水肿有效。

案 4　颜德馨麻黄附子细辛汤合苓桂术甘汤案

田某，男，71 岁。

病史：有慢性支气管炎、肺气肿病史数十年，每逢气候变化而发。有冠心病史近 10 年。入院前 1 周不慎受凉而咳嗽气喘加剧，咯痰白黏，拟"慢性支气管炎继发感染、肺气肿、肺心病、冠心病"收入病房。入院后经用抗炎、解痉平喘及宣肺化痰之中药，症情好转不显。入院第 3 日，突然出现胸闷、气促、心悸，不得平卧，尿量减少，心率 120 次/分，两肺满布哮鸣音及干湿啰音。胸片：两肺慢性支气管病变继发感染，主动脉型心脏。加用强心剂并请会诊。初诊：面色苍灰，精神萎靡，昏睡，咳喘气急，胸闷，难以平卧，痰黏不畅，唇甲青紫，四肢厥冷，下肢呈凹陷性浮肿,舌质淡紫而胖,苔薄腻,脉空,按之无力。心肺同病,咳喘日久,水饮内蓄,阻于心阳,阳气耗损,血脉失畅,致痰、湿、瘀胶结不化。亟当温阳利水,麻黄附子细辛汤和苓桂术甘汤加减。处方:炙麻黄9g,附子6g,细辛4.5g,茯苓15g,桂枝4.5g,生白术30g,生半夏(先煎)9g,党参15g,化橘红6g,益母草30g,车前草12g,泽泻15g。7剂。

二诊:药来咳喘大减,渐能平卧,胸闷心悸亦减,下肢浮肿消退,四肢见温,阳气初复,痰湿渐化,益气化瘀善后可也。处方:党参30g,白术9g,黄芪30g,茯苓12g,生蒲黄9g,益母草30g,泽泻15g,半夏9g,陈皮6g,生苡仁30g,降香2.4g。7剂。诸症见平而后出院。

【原按】

阳为一身之主宰,得之则明,失之则不彰。本例即为用附子振奋阳气,使正邪相对峙的局面顿然改观,取效一旦的典型病例。咳喘日久,阳气虚惫,气化失司,水泛心肺是其本;痰瘀胶阻心肺,肃降失司,血脉不畅乃其标。本例初诊,阳气欲脱,水饮内泛,病势危急,治用附子、党参温阳益气,麻黄、细辛、生半夏解表宣肺化痰,佐以苓桂术甘汤健脾利水、温化痰饮。因辨证正确,收效颇佳,待阳气来复后,再予益气化瘀之剂善后。本例气虚血瘀的病理状态贯穿肺心病整个病程,病久气血推行不利,血络之中必有瘀凝,故迁延不去。痰为血类,痰瘀同治,心力衰竭则收效较易,洵经验之谈也。

摘自:胡泉林、王宇锋. 颜德馨医案医话集. 中国中医药出版社,2010:39-40.

案5 赵锡武真武汤案

游某某,男,24岁,未婚,河北人,会计。

3年来心悸气短,近7个月来症状尤甚,于1964年4月29日入院。于1960年查体,发现有风湿性心脏病,当时无自觉不适,仅在体力劳动后稍觉心悸，未曾治疗。1961 年以来，渐觉纳差，脘腹胀满，活动后心悸气短明显，同时出现下肢浮肿，遂于 1962 年在某医院诊断为风湿性心脏病。经治疗病情仍有反复发作，近因病情加重而来本院治疗。既往史：有风湿关节疼痛史。查体：自动体位，嘴唇发绀，巩膜黄染，结膜充血，咽红，扁桃体不肿大，颈静脉怒张，颈静脉搏动明显，两肺底可闻干湿性啰音，心界向左右明显扩大，心尖冲动弥散，可触及震颤，心尖区可闻及Ⅲ级吹风样收缩期杂音及Ⅳ级隆隆样舒张期杂音，心律不齐有期前收缩，心率 69 次/分，肝右肋下 8cm，压痛（+），脾触诊不满意，腹水征（+），下肢浮肿Ⅱ度。心电图：心房颤动，偶发室性期前收缩，不完全性右束支传导阻滞。肝功能：胆红素 3.0mg/dl，黄疸指数 16 单位，麝絮试验（－）、脑磷脂（－）。X线摄片：二尖瓣型心脏，肺瘀血。诊断：风湿性心脏病，二尖瓣狭窄关闭不全，心房颤动，心源性肝硬化，心力衰竭Ⅱ度。中医辨证：据脉证所见，系心肾阳虚，而证见心悸，脉结代；因挟血瘀，可见舌唇紫暗；因胸阳不宣，肺失肃降，故胸闷气短胸痛；心脾阳虚，肾阳不足而见尿短，下肢浮肿。曾选用炙甘草汤、五苓散、真武汤、联珠饮、消水圣愈汤等配伍应用，病情未见好转。考虑到心下痞硬，舌质暗红，面色黧黑少华，脉结代，便少，认为本病实为心肾阳衰，兼有瘀血，故选用真武汤和去宛陈莝法施治，收到较好效果。处方：附子 9g，杭白芍 30g，云苓 18g，白术 15g，生姜 9g，肉桂（后下）6g，沉香（后下）6g，当归 12g，红花 12g，白茅根 30g，藕节 10 枚。

上药服 5 剂后，症状改善，尿量由 300～500ml/d，增加至 1300～1700ml/d，体重下降 3kg，肝已缩小，硬度变软，心率：偶有心动过速。心力衰竭情况明显好转，其后因附子暂时缺药，病情出现波动，经继用原方，病情又日趋好转。病人出院时一般情况尚佳，活动后亦未见明显心悸，无咳喘，能平卧，腹水征（－），浮肿消失，肝由原肋下 8cm 缩小为

3cm，说明本次心力衰竭又得到控制，心电图仍提示心房纤颤，出院后继续就诊。

摘自：朱世增. 赵锡武论心脑病. 上海中医药大学出版社，2009：40~41.

案6 邓铁涛真武汤案

患者，女，40岁，工人。

因心悸、气促、水肿反复发作10余年，加重1周于1982年3月7日入院。患者有风湿性关节炎史，20岁时发现有风湿性心脏病，30岁孕产时开始出现心力衰竭，以后反复发作。7天前因精神受刺激、失眠而症状加重。经外院用强心、利尿、扩张血管等治疗近1周而未完全缓解。目前患者自觉心悸不宁，胸前闷，喘促声怯，短气难续，面色苍白、晦暗，口唇、肢端轻度发绀，咳咯白色泡沫痰，小便频，下半身水肿，舌淡胖嫩、苔薄白，脉促沉细无力。X线胸片：心脏向两侧扩大，搏动不规则，右侧胸腔中等量积液。心电图：快速心房纤颤伴室内差异传导，左右心室肥大，心肌劳损。超声心动图：二尖瓣狭窄与关闭不全，全心各房室均增大。中医诊断：心悸、水肿、喘证，兼患癥瘕、悬饮。中药曾用真武汤加减，每日1剂。邓老认为本病为心脾肾阳气欲脱，血瘀水饮交结难解，本虚标实，当标本同治而以固本为要。处方：高丽参注射液2ml入50%葡萄糖液40ml静脉注射，每日1次，或每日炖红参10g服；另用熟附子、茯苓、防己各10g，白芍、桂枝各12g，黄芪、丹参各30g，白术20g，炙甘草10g，生姜3片，每日1剂，上午水煎服，下午复渣再煎服；嘱暂停西药。服药3日后，加用复方丹参注射液4ml肌内注射，每日2次。

用药1周后，病人小便量渐增至2000ml/d以上，水肿消退大半，精神较好，每餐进一小碗稀饭，心悸气促、肝区痛等明显减轻，可在病房内走动。但夜晚失眠、梦多，觉心烦，心率90次/分，心律不齐，右胸腔还有积液，舌淡红仍暗、苔少，脉仍细促。此乃胃气渐复，阳气能抵达四末，温化膀胱之佳象，但因利水过快，渐现心阴不足、心神不宁之象。遂按上方减温阳利水药，加入益气养阴安神之品。处方：党参、白术、白芍各10g，茯苓、酸枣仁、黄精各20g，麦冬12g，五味子9g，桂枝8g，丹参30g。每日1剂。另参须16g，每周炖服2~3次。并督导病人饮食、生活忌宜。病人出院后以此方加减服用，1个月后随诊，心率在安静时减少至每分钟80余次，仍心房纤颤，水肿全消退。病情稳定，可从事较轻的家务劳动。

【原按】

风湿性心脏病多属中医"心痹"范畴。邓老认为，慢性风湿性心脏病是在人体正气内虚的情况下，风寒湿三气杂至侵犯，引起痹证，痹证迁延不愈，或复感外邪，内舍于血脉、心脏，反复日久，导致心脏瓣膜损害而成。正如《素问·痹论》说："脉痹不已，复感于邪，内舍于心。"故其病机可概括为本虚标实，以心之阳气（或兼心阴）亏虚为本，血瘀水停为标；以心病为本，他脏（肾、脾、肝、肺）之病为标。

心居胸中，主血脉，依靠心气的作用，推动血液如环无端地周流全身。若心气亏虚，无力推动全身血液循环，久则可致心阳亏损，表现为心悸怔忡，气短神疲，形寒肢冷等症；若阳损及阴，致气阴亏损，也可见口干心烦，舌嫩红少苔；气虚不能推动血液运行，停积而为瘀，痹证久病入络亦为瘀，瘀积心中，引起心脏增大，心痛怔忡；瘀积肺中，可见咯吐痰血，咳喘不宁；瘀积肝脏，引起胁下积块，疼痛；瘀积血脉中，可见唇舌紫暗，面晦肢痛等。就水液停积而论，心在五行属火，脾属土，心气虚，火不生土，必致脾气亏虚，运化失常，水不化津，心脾虚损，"穷必及肾"，致肾气渐衰，肾阳不足，温煦气化无权，加之血瘀阻肺，不能通调水道，水湿不能运化排泄，停积于脏腑经脉，久之必泛滥为肿，故可见全身水肿，尤以双下肢为甚；若晚期水气上冲，凌心射肺，可见气急喘促，怔忡烦躁，此易成脱证危候。

　　慢性风心病，属重病顽症，必须辨证精确，治法恰当，遣方用药合理灵活，方能收效。邓老认为，治疗风心病，以治本为主，在补虚的基础上标本同治。方用四君子汤加减以益气活血。方药组成：太子参30g，白术15g，云茯苓15g，甘草5g，桃仁10g，红花5g，五爪龙30g，鸡血藤24g，桑寄生30g。若出现肢冷畏寒、面暗汗泄、脉微细或迟虚等阳气衰虚之证，可在原方基础上再加桂枝、熟附子，或用四逆汤加人参（高丽参或吉林参），急当益气温阳强心，以防阳气虚脱。若卫阳不固，汗出如注，虽投参附、四逆而汗出仍不止者，可重用黄芪，并用煅龙骨、煅牡蛎重镇潜阳以敛汗。若见心悸心烦，夜卧不安，颧红燥热，此为阳损及阴，常以生脉散加沙参、玉竹、生地、女贞子、墨旱莲。如患者出现面色晦暗，唇甲发绀，或胁下积块，或咯血，或舌青紫，脉结代或涩，可在补虚药的基础上加用桃红饮（桃仁、红花、当归尾、川芎、威灵仙）。若患者出现肢肿身重，为水饮内停之象，可在益气扶正的基础上加用五苓散或五皮饮之类以利水消肿。若患者病情较重，出现气急喘促，怔忡烦躁，此为水气射肺凌心，心肾阳气大虚之象，为防其出现阴阳相脱之虞，当以独参汤（常用高丽参）合真武汤浓煎频服，温阳益气利水。危急之时，也可用高丽参针剂静脉注射，再服煎剂，如此常可救病人于垂危。

　　邓老认为，慢性风湿性心脏病多已有心脏瓣膜的损害与变形，中药与西药一样，不能使其在解剖结构上恢复到正常，但中医通过辨证论治，补不足，损有余，调节机体在有瓣膜损害的情况下，最大限度地达到阴阳平衡，从而减轻病人痛苦，减少并发症，改善患者生活质量，延长患者寿命。

　　摘自：邱仕君．邓铁涛医案与研究．人民卫生出版社，2009：88．

案7　史寅升四逆汤案

夏某，男，44岁。

患者平日体质虚弱，西医诊断为充血性心力衰竭，久病不愈，后突发小便失禁，神志不清，转中医治疗。症见面色㿠白，口唇青紫，四肢发凉，时喃喃自语，苔白少津，脉微欲绝，此乃心阳虚脱之证。治宜回阳救逆，生脉益气。处方：附子9g，炮姜9g，党参9g，辽五味子9g，山药9g，山萸肉15g，麦冬15g，远志肉9g，枣仁9g，柏子仁9g。2剂，水煎服。

服后神志好转，脉有生机，但手足仍欠温。上方附子改用15g，再服1剂，饮食好转，惟仍觉身寒，口干不渴。方拟：附子9g，炮姜6g，党参9g，辽五味子9g，山药12g，山萸肉15g，黄芪21g，鹿角霜9g。2剂，水煎服，硫黄3g研末冲服。服后，身不觉寒，饮食增加，精神好转，面色红润有光泽，脉象缓和。后又拟参桂鹿茸丸以善其后，半月后痊愈出院。

【原按】

本患者由于久病体虚，心阳衰败，宗气大耗，不能温煦濡养机体，故见此症。治宜回阳益气为主。方中以附子、炮姜回阳；党参、山药、山萸肉、黄芪益气；麦冬、辽五味子、枣仁、柏子仁、远志肉生脉。服后病情好转，但手足欠温，又重用附子，后又加鹿角霜、硫黄以壮阳，直至阳气得复，病获痊愈。

摘自：蔡崇山，王建伟.史寅升老中医医案二则.河南中医，1982，(5)：22.

案8　史载祥己椒苈黄丸案

张某某，女，56岁。

2009年3月10日初诊：反复水肿、气短5年，加重3个月。患者风湿性心脏病（风心病）病史43年，房颤病史30年，1989年行二尖瓣置换术，2006年行三尖瓣置换术。5年前出现反复双下肢水肿，活动后胸闷、气短，症状逐年加重，3个月前无明显诱因水肿再次突然加重，延及全身，喘息气促，夜间不能平卧。X线胸片示：普大型心，符合风心病改变，双肺纹理重，双侧胸腔积液。超声心动图示：符合风心病联合瓣膜病换瓣术后，全心扩大，以左心房大最显著（89cm），肺动脉高压。诊断：①慢性心力衰竭，心功能IV级；②风心病，二尖瓣、三尖瓣置换术后；③永久性心房颤动。入院后西药予以强心、利尿、抗凝等，中药予以真武汤合苓桂术甘汤温阳化饮之剂，治疗约2周效果不明显。2009年3月25日史老师查房，患者症见：喘憋，难以平卧，全身重度水肿，按之凹陷不起，腹胀如鼓，乏力，纳差，手足凉，无汗，口干，双膝关节肿痛，触之微热，小便每日1000~1600ml（使用大量利尿剂后），大便成形，颈静脉怒张，肝脾肿大，舌质红、苔黄腻，脉沉迟。辨证为饮停化热，阳气亏虚。治以攻逐水饮，兼温阳益气。方用己椒苈黄丸加减：葶苈子30g，花椒15g，防己15g，大黄10g，附子15g，茯苓30g，白术15g，白芍15g，干姜15g，黄芪30g，大枣10g，香加皮3g，益母草60g。水煎服，7剂。

二诊：患者喘憋减轻，平卧时间延长，尿量增加至每日3000ml，水肿明显减轻，腹胀减轻，大便每日1或2次、成形。仍予原方7剂，药后喘憋明显减轻，夜间基本可平卧，体重由入院时54kg降至46kg，仅双下肢轻度水肿，病情平稳出院。

【原按】

《金匮要略·痰饮咳嗽病脉证并治》篇云："腹满，口舌干燥，此肠间有水气，己椒苈黄丸主之。"论述了饮邪留于肠间，治以己椒苈黄丸。此方以攻逐水饮为主，适用于饮邪内盛，而正气尚存的患者。该患者全身重度水肿，按之凹陷不起，腹胀如鼓，喘息不止，说明水饮之邪泛滥，上凌心肺，下走肠间，旁溢肌表；双膝关节肿痛，触之微热，舌质红、苔黄腻，为饮停化热、水热互结为痹之表征；饮邪内停，阻碍血行，故见颈静脉怒张、肝脾肿大等瘀血内停之象。水饮瘀血停聚，日久导致阳气虚损，故见手足凉，脉沉迟。审其证当属饮邪内停，有化热之势，兼有阳气亏虚。治以攻逐水饮、导邪外出为主，同时兼以温阳益气、活血化瘀。方中防己味苦大寒，擅除下焦湿热痹，通利小便；花椒辛热，温中散寒，除寒湿痹，一寒一热，辛开苦泄，是张仲景通闭破结之大法；葶苈子泻水平喘，大黄攻坚决壅，此二药性寒，泻肺利大肠，一上一下，逐水邪从大便而去；附子、干姜温肾助阳，以散水寒；黄芪、白术、茯苓、大枣益气补中，以运水湿；香加皮强心通痹；益母草活血利水；白芍敛阴和营，既防利水伤阴之弊，又可制附子、干姜、花椒温燥之性。全方寒温并用，攻补兼施，但以祛邪为主，使水邪自二便分消，则阳气渐复，脾气转输，津液上承，故方后云服后"口中有津液"，是深得张仲景之心法。

摘自：李春岩，李格，侯丕华. 史载祥运用经方治疗顽固性心力衰竭经验. 中医杂志，2010，（9）：783.

案9　赵炯恒木防己汤、厚朴大黄汤案

吴某，男，56岁，农民。

1982年7月25日诊：患肺心病史已25年，此次复受寒发病已两候。诊见咳逆倚息，短气不得卧，口苦，口唇发绀，肢冷，胸闷心悸，腹胀，痰白而多，尿少，大便干结，4日不解，下肢微肿，舌淡紫，脉沉细滑。辨属饮邪内停，阳气被遏，胃家实证之候。治以温阳利水，荡涤实邪。方选木防己汤合厚朴大黄汤、三子养亲汤：防己、生大黄、炒苏子、炒莱菔子各10g，生石膏30g，桂枝、厚朴各6g，党参15g，枳实5g，白芥子3g。3剂。药后腑气已通，腹胀已减，口苦亦除，乃改以温阳化饮，行水降气之法。上方去生石膏、大黄，加茯苓皮10g，冬瓜皮、万年青根各30g。服

药 4 剂后，小便增多，浮肿消退，他症皆减。后以肺脾同治而诸症悉平。

【原按】

患者病达 25 年之久，饮停胸膈，遇寒则聚，且阻遏阳气。温药和之能振奋阳气，化气行水。初诊时，赵老选木防己汤、厚朴大黄汤、三子养亲汤。木防己汤是《金匮要略》治膈间支饮，内有郁热之方。方中防己、桂枝一苦一辛，行水饮，通阳气；石膏辛凉清郁热，又可镇饮邪之上逆；党参补气扶正。患者有口苦、大便干结，说明内有郁热，此方颇合。厚朴大黄汤亦是《金匮要略》治支饮兼有腹满之方。患者有胸闷腹胀大便干结之证候，说明阳明胃家亦实，故用厚朴大黄汤理气通腑，荡涤实邪。病已深长，痰饮内伏已久，用三子养亲汤化去陈伏之痰饮。药后诸症皆得轻减，再以健脾益肺之剂，扶正化邪，而使病转坦途，诸症平息。

摘自：高望望，沈企华．赵炳恒运用经方治疗心脏疾病经验．浙江中医杂志，2002，（6）：236-237.

案 10　吴延忠牡蛎泽泻散、猪苓汤案

靳某，男，62 岁，农民。

1994 年 12 月 3 日初诊：患风湿性心脏病 20 余年。2 年前开始出现房颤，近 1 个月来因受凉又出现颜面及下肢水肿，心悸，咳嗽。心电图示：快速性心房纤颤。心率 120 次/分左右，房颤律，心尖部可闻及 Ⅱ～Ⅲ 级双期杂音，双肺呼吸音粗，左下肺有少量湿性啰音。诊断：风湿性心脏病，二尖瓣狭窄并关闭不全；心律失常，快速心房纤颤，心功能 Ⅳ 级；肺部感染。西医常规予以强心、利尿、扩血管及抗感染治疗，效果欠佳，求治于吴老。诊见患者面色黧黑浮肿，唇色紫暗，颈脉怒张，呼吸困难，不能平卧，心悸咳嗽气喘，痰黄质黏，腹部胀满，小便量少，大便干结。舌质瘦嫩而紫，舌苔中后部黄腻，脉沉而促疾。辨属水热壅滞，痰气互结，气化

不利。予牡蛎泽泻散加味：牡蛎 15g，泽泻 15g，海藻 10g，栝楼根 12g，葶苈子 15g，大黄 6g，大腹皮 15g。2 剂，日 1 剂，水煎服。

2 天后复诊：家属言服 1 剂后，患者尿量大增，当天排尿约 1500ml，2 剂后水肿已减半，解出干结粪块数枚，腹胀亦减，口干苦欲饮，心率为 88 次/分，仍为房颤律。上方去大黄合猪苓汤加减：牡蛎 10g，泽泻 10g，海藻 10g，栝楼根 12g，葶苈子 15g，猪苓 15g，茯苓 15g，滑石 10g，阿胶（烊化）10g，白芍 12g。10 剂，服法同上。

三诊时水肿已退，咳嗽止，二便基本正常，肺部啰音消失，房颤心率约在 80 次/分，予天王补心丹收功。

【原按】

心衰引起的水肿多从阳虚水停论治，但临床阴虚水停者亦不少见。本例患者初诊时病情急迫，吴老遵仲师"知何部不利，利之即愈"之训，选用牡蛎泽泻散。值得注意的是方中牡蛎、海藻配伍既可软坚散结化痰，又可养阴活血润燥，对于一些顽固性心衰引起的水肿非常有效。再诊时阴虚之象已显，故合用育阴利水之猪苓汤以图标本兼治。牡蛎泽泻散原为病后腰以下有水气而设，吴老针对心衰患者多见下半身肿的特点，结合心衰时痰瘀水停的病理，将此方用于心衰的治疗，屡屡获效；猪苓汤育阴清热利水，只要见热、渴、肿并存者即可先用，而不必囿于病位在下焦之论。

摘自：张广梅.吴延忠运用经方治疗杂病验案 3 则.国医论坛，2004，（5）：8.

案 11　潘澄濂桂枝茯苓丸案

单某，女，35 岁。

患风湿性心脏病伴有房颤，已 7 年余。前月突发上腹部疼痛，不欲食，已有 6~7 日。上腹部触到痞块如掌大，但无结节，质地中等，虽饮食少进，然无呕逆胃反，舌苔薄黄，中有剥痕，脉象细涩。试投调气活血解郁之越鞠丸加延胡索、佛手。先服2剂。并嘱其请西医会诊，作B超、X线、钡餐造影等检查，诊断为右心衰弱，体循环静脉回流受阻，以致肝脏瘀血肿大，季肋及上腹部胀痛。给服地高辛。仍来复诊，病症如前，乃投桂枝茯苓丸加郁金、川芎、丹参、香附、生晒参、青皮、炙甘草等。连服5剂后复诊，上腹部痞块缩小十之六七，疼痛亦轻。继以原方随症增减，服药20余剂，得以缓解。

摘自：盛增秀．中国百年百名中医临床家丛书·潘澄濂．中国中医药出版社，2001：289.

结　语

脾虚则水失运化，肾虚则失其温煦，水湿内停、上泛，当温补脾肾之阳，通利水湿。方用防己黄芪汤。阳虚加附子；小便不利，水肿较重，加黑白丑以逐水退肿。

心功能不全由水饮内停，胸阳被遏所致者，宜先治其水。用茯苓甘草汤、苓桂术甘汤。临床可加木通、车前子、冬瓜皮、桑白皮增加利水之功。

心功能不全心肾阳虚水泛，症见重度水肿，形寒，舌苔白润。用麻黄附子汤温阳利水。脾肾阳虚，水饮内泛，病势危急，面色苍灰，神萎，昏睡，咳喘气急，胸闷，难以平卧，四肢厥冷，脉按之无力。宜麻黄附子细辛汤合苓桂术甘汤健脾利水、温化痰饮。

心、脾、肾阳虚，蒸化无力，水液泛溢，故见肿、喘、悸、手足厥冷。治宜真武汤。临证可合生脉散益气补心，养阴复脉。心悸不宁，胸闷，喘促，短气，面色苍白，小便频，舌淡胖嫩、苔薄白，脉促沉细无力者，脾肾阳虚，水饮内盛。可以合用防己黄芪汤、苓桂术甘汤。

久病体虚而致阳气衰败，治宜回阳益气为主。方以四逆汤、肾气丸合方。临床常加生脉饮，共奏益气养阴，回阳救逆之功。

　　此外，心衰阳气不足，水饮内停，饮郁化热者，症见腹胀，舌质红、苔黄腻，治当攻逐水饮为主，兼以温阳益气，用己椒苈黄丸，配伍真武汤寒温并用，攻补兼施，使水邪自二便分消，则阳气渐复。赵炯恒认为饮停胸膈，阻遏阳气，内生郁热，见口苦、腹胀、大便干结，可选用木防己汤、厚朴大黄汤，但热清在于温阳化饮。

　　若见水热壅滞，浮肿，腹部胀满，小便量少，大便干结，苔中后部黄腻，脉数者，可用牡蛎泽泻散；若阴虚水停，合猪苓汤。本方有育阴清热利水之功，吴延忠认为只要见热、渴、肿并存者即可使用。

　　心衰上腹部疼痛，不欲食，痞块，脉象细涩，瘀血痹阻所致，宜活血化瘀，选桂枝茯苓丸。

第七章 | 心律失常

心律失常是指心脏电活动的频率、节律、起源部位、传导速度或激动次序的异常。本病按发生时心率的快慢，可分为快速性心律失常和缓慢性心律失常两大类；按其发生原理分为冲动形成异常和冲动传导异常两大类。其常见症状包括心悸、胸闷、头晕、低血压、出汗，严重者可出现晕厥。本病的确诊主要依靠心电图。

心律失常属于中医"心悸"范畴。脏腑（特别是心肾）功能失调、气血不足、气血郁滞、痰湿内滞是造成本病的主要原因。

案1 黄文东瓜蒌薤白桂枝汤案

钱某某，男，70岁。

1974年12月6日初诊：胸中懊恼，难以名状，表现为气机痞塞之象，与邪郁胸中者不同。心悸不宁，胸脘胀痛，兼有大便干结等症。舌质淡胖，苔白腻，脉结代。患者自述发现此病已3年，最近心率82次/分，期前收缩3~4次，心电图提示：偶发室性期前收缩。辨证：心阳不振，气滞血瘀。治以温通心阳，理气化瘀。方用瓜蒌薤白桂枝汤加减。处方：桂枝一钱半，全瓜蒌四钱，郁金三钱，赤芍五钱，降香一钱半，炙甘草二钱，茶树根一两，半夏三钱，陈皮三钱。服用6剂后，胸中懊恼，十去其七，胸脘胀痛消失，苔白腻，舌质胖，脉弦无结代（心率 78 次/分，律齐）。再守原意，原方去半夏，加苍术三钱。6 剂。

【原按】

拟方时原用薤白头，黄医师认为本品虽有通阳作用，但患者胸中懊憹，时觉胀痛，服之恐引起恶心，故去之。加入半夏、陈皮等降逆调气之品，与桂枝之辛温通阳相配，其效益佳。

摘自：上海中医学院附属龙华医院. 黄文东医案. 上海科学技术出版社，2008：60.

案 2　李斯炽瓜蒌薤白半夏汤合桂枝汤案

王某，男，19 岁，学生。

1977 年 1 月 2 日初诊：病人去年春节以来即感心慌心累，劳后更甚，心中虚怯，食欲下降，面部发黄，虚汗不止。经医院检查，窦性心律不齐，心率 60 次/分，心脏有 2 级杂音，房室传导阻滞，局限性室内传导阻滞，血沉 3mm/h（魏氏法）。曾注射葡萄糖液，服用维生素 B_6、维生素 B_1、维生素 C 等药，最近复查结果仍与前基本相同，症状未见改善。更觉胸中闷室不舒，睡眠欠佳，食少，乏力，诊得脉象沉细而缓，舌质淡红少苔。此由心气不足，心脏血流不畅，导致心慌、心悸、心中虚怯。劳则耗气，故劳后更甚。汗为心之液，心阳虚，故自汗不止。胃络通心，心病干及脾胃，故食欲下降，面部发黄，身体乏力。心虚神不能藏，故睡眠欠佳。胸为心之外廓，心气虚怯影响胸中阳气不宣，故发为胸中窒闷不舒。其脉象沉细而缓，舌质淡红少苔，亦符合心气不足之证。治当以补养心气，振奋心阳为主，佐以养阴健胃止汗之法。用生脉散、瓜蒌薤白半夏汤合桂枝汤加减。党参 9g，麦冬 9g，五味子 6g，桂枝 6g，白芍 9g，薤白 6g，瓜蒌 20g，丹参 12g，石菖蒲 9g，茯苓 9g，法半夏 9g，甘草 3g。

1月31日二诊：病人服上方20剂之后，心悸明显缓解，食欲显著增加，余症亦减缓，脉象稍转有力。仍本前法。党参9g，朱麦冬9g，五味子6g，丹参12g，桂枝6g，白芍9g，瓜蒌20g，薤白6g，茯苓9g，白术9g，莲子12g，甘草3g，4剂。

3月1日三诊：服上方30剂，自觉诸症减退，精神良好，睡眠安稳，饮食正常。再处方以巩固疗效。太子参9g，五味子6g，朱麦冬9g，白芍9g，当归9g，天冬9g，玉竹9g，丹参12g，茯苓9g，瓜蒌壳12g，百合12g，甘草3g。病人服上方4剂后，即停药。经医院检查，心脏已基本正常。随访3个月，剧烈运动后，亦未见心悸现象。

摘自：李继明．中国百年百名中医临床家丛书·李斯炽．中国中医药出版社，2001：216.

案3　姚寓晨旋覆代赭汤案

陆某，男，37岁。

1975年3月14日初诊：患者平素身体尚健，近2周来发现食物或饮水后，心悸摇荡不宁，胸闷难以舒展；每至餐时，欲食而不敢食，食则心悸，不食则饥，殊为痛苦。经西医诊治，给予普拉洛尔30mg，氯氮10mg，每日3次，服后效果不显。诊查：血压140/80mmHg，心界不大；不在吞咽食物时，心率82次/分，心律齐。食管X线钡餐检查未发现异常。吞咽前心电图示：窦性心律；吞咽后心率164次/分。心电图诊断：阵发性房性心动过速。苔薄白而润，脉细滑。辨证：心血不足，痰居心位，胃气上逆之候。治则：养心化痰，和胃降逆。方用旋覆代赭汤加减。处方：旋覆花10g（包），代赭石30g（先煎），姜半夏10g，太子参18g，香甘松6g，川厚朴6g，生姜片3片，炙甘草6g。8剂。

1975年3月25日二诊：吞咽后心悸渐缓，胸闷渐减。再予前方去厚朴，加焦白术 10g，云茯苓 12g。5 剂。

1975 年 4 月 2 日三诊：服上药后，诸症消失。吞咽时心电图示：窦性心律。嘱继服柏子养心丸，以巩固疗效。2 年后随访，吞咽时无任何不适，心电图正常。

【原按】

旋覆代赭汤系临床常用方剂，具有降逆化痰、益胃补虚、辛开散痞的功效。《脾胃论》中说："善治斯疾者，唯在调和脾胃。"该方乃治胃之剂，今治心悸获效，益"胃为心之大主也"。病人心悸泛涎，胸中满闷，苔白润，脉细滑，证属寒痰停居心位。《伤寒明理论·悸》中说："水既内停，心不自安，则为悸也。"故以该方出入治疗，方中加入川朴、甘松以通阳化痰，宽中理气……为本虚标实之候，故施治原则先使痰浊凝结得化以治其标，然后再予养心补虚，分别以养心丸、补心丸缓调以治其本，邪去正安，乃奏全功。

摘自：董建华，王永炎.中国现代名中医医案精粹（3）.人民卫生出版社，2010：252.

案4　潘澄濂防己茯苓汤案

马某，女，47 岁。

1979 年 10 月 31 日初诊：患者于 3 日前出现两颧烘热，心悸心慌，气短。在发作时，先觉胸脘痞满，频发噫气，肢冷，左膝关节酸痛，舌苔白腻而胖，质淡，脉象濡细带数。X 线胸透提示左心房大；心电图提示：房颤。西医诊断为风湿性心脏病，中医辨证为风湿内舍，继成心痹之证。拟防己茯苓汤加减。处方：桂枝 3g，防己 14g，炙黄芪 15g，茯苓 12g，炒薏仁 20g，当归 10g，川芎 6g，旋覆花（包）10g，代赭石 10g，炙甘草 4.5g。服 3 剂后，房颤得到控制，心悸心慌明显改善，肢亦温和。嗣后在上方基础上加减，服 50 余剂，观察半年，未见复发。

【原按】

"风心"房颤，中药治疗一般难以控制，而应用本方治疗取得较好的疗效。防己茯苓汤原治"皮水"。本证风湿内舍，继成心痹，治当风湿祛，则心痹愈。水为湿甚，故治用桂枝、防己、黄芪、甘草，乃振心阳，利水湿；桂枝以解肌；茯苓、炒薏仁除内之湿；当归、川芎养血活血，血气通畅，湿气自行。旋覆花、代赭石以消中脘痞满、除噫气，脾胃安和，水湿调畅，宜乎取效。

摘自：盛增秀．中国百年百名中医临床家丛书·潘澄濂．中国中医药出版社，2001：307.

案 5 奚凤霖茯苓甘草汤案

王某某，男，44 岁，教师。

主诉：阵发心悸已 5~6 年，发则心率达 200 次/分以上，时常送急诊救治。心电图多次提示：阵发性室上性心动过速。请奚老诊治。初诊：最近 1 个月中已发作 3 次，较重，与工作紧张有关，自觉惊悸、气短、易汗、畏寒、乏力、呕恶。诊见体形肥胖，面白微晦，苔白滑腻，脉滑带数。血压正常，血脂偏高：总胆固醇 5.72mmol/L，三酰甘油 3.25mmol/L。辨证属惊悸，因阳气不足，水饮内停，上逆凌心所致。治则：温阳化饮，宁心定志。茯苓甘草汤主之。处方：茯苓 30g，炙甘草 10g，桂枝 10g，生姜 3g，党参 15g，制半夏 10g，橘红 5g，泽泻 30g，远志 10g，石菖蒲 5g。

复诊：服上方 7 剂，症状消除，续守原方。

三诊：再服 7 剂后，停药半月，已恢复工作，惊悸未见复发。

【原按】

由于心脾阳虚，水饮上乘阳位，气血循环失常，而致胸痹、短气、心悸、怔忡等症者，奚老常以温阳化饮的苓桂术甘汤、茯苓甘草汤、茯苓杏仁甘草汤等主治，以上三方应用时，奚老必重用茯苓 30~60g，既可健脾利水，又能宁心止悸。阳振水运，悸痛自除。

摘自：周长发．著名老中医奚凤霖运用仲景方治疗心病的经验．上海中医药杂志，1984，(8)：3.

案6 刘渡舟苓桂术甘汤案

杨某某，男，33岁，工人。

1993年9月15日初诊：患者于1年前因连续加班，过于劳累，忽觉心悸不安，少寐，周身乏力，心电图示频发性室性期前收缩。经服用美托洛尔、肌苷等药物，心悸减轻，但停药后其症复作。现心悸频发，胸中发空，气短而不接续，动则汗出，倦怠乏力，睡眠不佳。观其舌质淡嫩，脉弦细而带有结象。刘老辨为心胸阳气不足，导致水气上冲的"水心病"之证。治则：通阳化饮，补益心气。方用苓桂术甘汤加味。处方：桂枝14g，茯苓20g，白术10g，炙甘草10g，丹参15g，党参15g，沙参12g。服至7剂后，心悸明显减轻，胸中已不觉发空，守方又续进10余剂而病愈。

【原按】

本案加入"三参"之意义，因兼宗气虚弱之故。《灵枢·邪客》篇曰："宗气者，积于胸中，出于喉咙，以贯心脉，而行呼吸焉。"如果宗气虚弱，无力推动血脉运行，心脉迟缓，则必然加重"水心病"的病情。故在用苓桂术甘汤的同时，加上党参、沙参、丹参以补益心脏之气，并通心脏之脉，名之为"三参苓桂术甘汤"，临床疗效尤佳。

摘自：陈明．刘渡舟临证验案精选．学苑出版社，1996：34.

案7 奚凤霖桂枝去芍药加蜀漆龙骨牡蛎救逆汤案

营某，女，28岁。

胸闷心悸 3 年余，曾在某院诊断为冠心病、房颤。经多方治疗，症状稍减，但房颤未消失，转请奚老诊治。初诊：近月来头晕、心悸、气怯等症加重，伴胸脘气闷、纳少、心胸懊恼，莫可名状，夜间更甚，起卧不安，曾服双嘧达莫（潘生丁）、地高辛（狄戈辛）等西药亦不见减轻。苔薄，脉细至数不调。心率 120～130 次/分，心律不齐。血压 160/90mmHg，心电图提示：①房颤；②ST-T 改变。辨证为心阳不足，心气不匀，心神失养之怔忡证。治以通阳潜镇、养心安神。桂枝去芍药加蜀漆龙骨牡蛎救逆汤主之：桂枝 10g，蜀漆 10g，龙骨 30g，牡蛎 30g，炙甘草 15g，党参 15g，麦冬 15g，五味子 5g，干姜 3g，大枣 5 枚。

复诊：服上方 7 剂后，胸闷心慌明显好转，脉律较前整齐但夜间心悸仍作，疲乏气短等症仍有，舌体胖，舌质淡红，苔薄。原法有效，续进 7 剂。

三诊：至 3 周后复诊时，自诉心悸等症消失，稍有胸闷、倦怠乏力，脉偶结代。复查心电图为正常心电图。再进上方 15 剂，以资巩固。

【原按】

心阳虚损，心神浮越，甚则亡心阳所致之心悸怔忡、自汗盗汗、烦躁惊狂等，奚老喜用桂枝加龙牡汤、桂枝甘草龙牡汤、桂枝去芍药加蜀漆牡蛎龙骨救逆汤。具体应用中，对因心阳虚损而致心悸怔忡，并有心律失常、心动过速或房颤者，奚老常用桂枝甘草龙牡汤主治；若心动过速或房颤发作而伴有惊悸不安者，则用桂枝去芍药加蜀漆龙骨牡蛎救逆汤主治。桂枝加龙牡汤不但治心阳不振而又心血不足的心悸怔忡，并且对自汗、盗汗、多梦等症状颇有效。奚老应用以上三方时，其中炙甘草均重用，每剂用达 16～30g，意在益气通血脉，而收调整脉律之效。

摘自：周长发. 著名老中医奚凤霖运用仲景方治疗心病的经验. 上海中医药杂志，1984，(8)：3.

案8　颜德馨桂枝甘草龙骨牡蛎汤案

王某，男，47岁。

患顽固性心律失常3年，呈室性期前收缩、二联律或三联律。24小时动态心电图示：室性期前收缩40070次，最多时每小时达2624次；超声心电图示：升主动脉扩张。服大量西药治疗无效。西医诊断：冠心病，心律失常，室性心律失常。初诊时：患者胸闷，心悸惕惕然，头晕肢倦，手足不温，少寐，舌红苔白腻，脉沉细结或代。证属阳虚心气不足为本，气血瘀滞为标。治以温阳益气，化瘀通络。方用桂枝甘草龙骨牡蛎汤加味。处方：附子6g，炙甘草6g，五味子6g，丹参15g，蒲黄（包煎）15g，麦冬9g，川芎9g，薤白9g，黄芪30g，煅龙骨30g，煅牡蛎30g，桂枝3g。每日1剂，水煎服，连服21剂。

二诊：患者诸症明显好转，面亦有润泽，胸前区时有堵塞感，口干苦而不思饮，少寐，舌淡紫、苔白，脉沉迟。以前方酌加健运脾胃之品，盖脾统四肢，土旺则诸脏可安也。处方：上方附子用9g，加苍术、白术、茯神、远志各9g，小麦30g，石菖蒲6g。服2个月。

三诊：患者诸症大减，神清气爽，多次复查心电图均正常。

【原按】

本例心律失常属中医学"心悸"范畴。《诊家枢要》云："阴胜阳亏之候，为寒，为不足。"治以温通心阳，益气活血为法。方以参附汤、生脉散、桂枝加龙骨牡蛎汤等方合治，并加石菖蒲引药入心。虽舌红用附子，但方中炙甘草、麦冬、煅龙骨、煅牡蛎等可制附子之刚燥。得效后守法续进，增强温阳之力，合健运中焦、护养心神之法而奏全功。颜老治疗本病在温阳基础上加黄芪、生蒲黄益气化瘀，使脾运健，瘀血通，心神宁而心悸愈。

摘自：邢斌，韩天雄．颜德馨内科学术经验薪传．中国中医药出版社，2010：61.

案9　颜德馨黄芪建中汤合甘麦大枣汤案

夏某，男，64 岁。

自 1998 年开始出现心悸，至今已频繁发作 12 年余，经检查诊断为快速阵发性房颤，曾服用胺碘酮（可达龙）、美托洛尔（倍他乐克）及盐酸莫雷西嗪等西药，并进行过射频消融手术。患者曾服用中药，但药后多有腹泻。患者初诊时，神疲乏力，畏寒，心悸怔忡，偶有胸闷胸痛，头晕，下肢不肿，胃纳一般，上腹部胀闷不舒，大便 1 日 2~3 次，便前腹痛，质稀不臭，夜寐欠安。脉弦数结代，重按无力，舌红苔薄白。经诊断为消融术后，心气不足，脾失健运，心悸怔忡，腑行不实，腹部胀痛，头晕神乏，夜分少寐，术后必有瘀，气血已病，病形乃成。故拟疏肝活血，健脾养心。另嘱将西药逐步减量。

二诊：患者药后惶惶不宁，胸闷心悸，晨起较甚，夜分少寐，懊恼心烦，食入运迟。脉小弦而数，舌红，苔薄腻。务使心气得养，胃气充和，转以甘缓柔肝，益气健脾。方用黄芪建中汤合甘麦大枣汤加减。处方：黄芪 30g，炙甘草 9g，百合 30g，淮小麦 30g，桂枝 4.5g，黄连 3g，苦参 9g，甘松 4.5g，白芍 10g，五味子 9g，麦冬 9g，炙乌梅 9g，白术 15g。14 剂，水煎服，日 1 剂，分 2 次服。

三诊：患者药后懊恼已安，仍不时嘈杂，嗳气，脉小数，舌红苔薄，喜饮，守原法再进一步。于上方加吴茱萸 1.5g，半夏 9g，天花粉 9g。14 剂，水煎服，日 1 剂，分 2 次服。

四诊：患者胸闷心悸减轻，普罗帕酮（心律平）减至 100mg，每日 2 次。经治后，心气渐复，上症仍发作 1 次，口干，头晕，耳鸣，仍有嗳气，舌红苔薄，脉细缓，守原则加升清之法。处方：炙甘草 9g，淮小麦 30g，五味子 9g，麦冬 9g，葛根 9g，升麻 4.5g，太子参 20g，北沙参 9g，黄芪

30g，桂枝 4.5g，苦参 9g，甘松 4.5g，炙乌梅 9g，降香 1.5g，百合 30g，白芍 9g。30 剂，水煎服，日 1 剂，分 2 次服。药后胸闷心悸减轻。

【原按】

本案患者心悸反复不已 8 年，就诊前施行射频消融手术，但病证未减，焦虑烦躁不安，故从术后气血乖违论治。初诊即以逍遥散为主，配伍枳壳、桔梗升降气机，丹参、蒲黄活血化瘀，合生脉散加升麻健脾养心，升举阳气，振奋功能，使以琥珀粉、珍珠粉活血安神，宁心定悸。二诊以后以黄芪为主振奋心气，桂枝汤调和营卫，交泰丸交通心肾，甘麦大枣百合汤养心安神，炙乌梅益阴柔肝为治疗懊恼之要药。服药后心气渐复，胸闷心悸减轻，所用西药逐步减量。可见心血管病病位虽在血分，然气机调畅尤为治疗之要，循此则不患病之不除。综合分析本案，中药之功效有二，病人术后唯西药是赖，不可一日无此君，依赖性极大，服中药后即逐步将西药递减；二诊时懊恼烦躁，惶惶不可终日，经乌梅煎旋安。中医之功效在于辨证论治，不是以病定方，"熟读王叔和，不如临证多"，于此益信。

摘自：颜乾麟.颜德馨心脑血管病医论医案选.科学出版社，2011：110.

案 10　万友生炙甘草汤案

蒋某，男，34 岁。

1975 年 7 月 15 日初诊：患频发性室性期前收缩已半年多。病起于1974 年底一次剧烈球赛后，心悸时作，左胸闷痛，痛点固定，气短神疲乏力，不能多说话，有时口干口苦，小便黄，烦躁寐差，舌质暗红边有瘀斑而苔黄，脉弦而时结时促时代（偶有二联律、三联律）。久经中西医药治疗，曾服中药 200 余剂，疗效不显。近时有期前收缩频繁，全休在家，深感忧虑。投以炙甘草汤全方：炙甘草 30g，生地 60g，麦冬 30g，阿胶 6g，麻子仁 10g，党参 15g，桂枝 5g，生姜 3 片，红枣 10 枚，白酒 2 匙（冲服）。

7月23日二诊：服上方5剂，期前收缩大减，寐安纳可，脉弦见退，但仍感气短乏力，不能稍事体力劳动，守上方加重党参为30g，更加红参3g。

8月6日三诊：再进上方10剂，虽曾因感冒而中断服药4天，出现眼睑浮肿3天，期前收缩有所增加，但在感冒解除后，继续服药，期前收缩又大减。但服至第8剂后，胃脘有所不适。守上方加减：炙甘草30g，党参30g，黄芪30g，白术15g，云苓15g，生姜3片，红枣10枚，生地30g，丹参30g，瓜蒌皮15g，薤白10g，橘络10g，丝瓜络10g。

8月13日四诊：服上方5剂，期前收缩更见减少，气力渐见增强，能稍微从事体力劳动，可以多说些话，胃脘已无不适感，舌色由暗而明，但咽喉稍感干燥，守上方加葛根15g。

9月20日五诊：继进上方15剂，期前收缩基本消失，咽喉干燥见减，舌边瘀斑消退，惟仍易感冒，感冒则期前收缩稍有增加，守上方加重葛根为30g，更加防风15g，桔梗10g。

12月29日六诊：更进上方15剂，感冒未再发生，期前收缩很少出现，气力渐增，能够从事家务劳动（只是在劳累后偶有几次轻微期前收缩而已）。但服药时胃纳见减，而停药后胃纳即增。守上方出入：炙甘草15g，党参30g，黄芪30g，白术15g，云苓15g，防风15g，丹参15g，瓜蒌皮15g，薤白10g，橘络10g，丝瓜络10g，山楂15g，神曲10g，谷麦芽各15g，鸡内金10g，生姜3片，红枣5枚，陈皮15g。患者自服上方后，病告痊愈，上班工作。

【原按】

从其病机来看，由于心气不足，故心悸、气短、神疲乏力、不能多说话；由于心血不足，心神失养，故心悸、烦躁、寐差；心火上炎，故口苦、苔黄、脉弦（木火同明之象）；由于心脉瘀滞，故左胸闷痛而痛点固定，舌质暗红而有瘀斑，脉结代因气血虚弱现象较重，而心脉瘀滞现象较轻，故属虚多实少之证。从其治法来看，由于本例属虚多实少之证，故采用补通并用而以补为主的炙甘草汤全方。方中重用炙甘草以补心安神，既配合党参、生地、麦冬、阿胶、麻仁、红枣以补养气血（其养血药多于补气药，是因本例血虚火旺病情较重，必须大养心血以平心火），又配合桂枝、生姜、白酒以通利经脉（其所以温通药量较小者，是因本例气血瘀滞病情较轻，而血虚火旺病情较重之故）。由于药证相符，故一诊5剂，即获显效。从其期前收缩大减而寐安脉弦见退来看，可见心脉渐通，心火渐平，而心神渐安；但从其仍感气短、神疲乏力、不能稍事体力劳动来看，可见气虚未复，方中补气药力不足。故在二诊时除加重党参外，更加红参以增强其补气的作用。三诊时，虽然病情并未因感冒受挫而继续好转，但由于连服炙甘草汤全方（其中滋养阴血的药量较重）15剂后，引起胃脘不适，故不得不减去阿胶、麦冬、麻仁的滋润药（并相应地减去了桂枝、白酒的温热药），而加入黄芪、白术、云苓、山楂以益气健脾助运，丹参以清心活血化瘀，瓜蒌皮、薤白、橘络、丝瓜络以开胸疏通脉络。再进5剂，期前收缩更见减少，气力渐见增强，舌色由晦转明。但因咽喉干燥，而在四诊时加入葛根以升津润燥。又服15剂，期前收缩基本消失，舌上瘀斑亦除，病已向愈。唯以体虚一再感冒，故在五诊时加入玉屏风散以防止感冒。连服15剂，感冒即未再发生，"期前收缩"极少出现。最后仍守上方加减以巩固疗效，终使患者恢复健康，上班工作。

摘自：万友生. 中国百年百名中医临床家丛书·万友生. 中国中医药出版社，2003：102.

案11　张羹梅炙甘草汤合瓜蒌薤白桂枝汤案

陈某某，男，36岁。

初诊：1973年12月23日。主诉：心悸胸闷1年余。病史：1972年开始心悸，伴有胸脘胀闷。在上海市某人民医院作心电图检查，示窦性心律不齐，左心室电压增高，Ⅰ度房室传导阻滞。疑诊"冠心病"。经中西医各种治疗，疗效不著，转来我院。诊断：窦性心律不齐，Ⅰ度房室传导阻滞。医案：心悸频发，胸脘胀闷，夜难酣睡。脉弦数，时有隙止，苔白腻，质较红。气滞瘀阻，络脉失畅。治以通心阳，和络脉。方用炙甘草汤合瓜蒌薤白桂枝汤加减。处方：全瓜蒌12g（切），薤白头9g，川桂枝9g，赤白芍各9g，单桃仁9g，原红花6g，生地黄12g，潞党参9g，炙甘草9g，火麻仁9g，灵磁石（先煎）30g，大红枣4只，生姜2片。

二诊：1974年3月17日。由上方加减，调治至目前，脉仍有隙止，苔白腻未化；多汗、心悸，亦未见显效。为心气不足，心阴亏损之象。方以益心气，补心血，养心阴，通心阳。处方：炙甘草12g，潞党参12g，麦门冬9g，生地黄12g，肥玉竹12g，火麻仁9g，陈阿胶9g（化冲），炒枣仁12g，朱远志9g，紫丹参9g，灵磁石30g（先煎），青龙齿9g（先煎）。

疗效：上药服后，自觉症状即有显著好转。以上方加减，继续进服至1974年7月6日，我院心电图复查，示窦性心律、心电图大致正常。至1974年9月21日来诊时，脉舌完全正常，自觉症状亦已全部消失。

【原按】

上例病案，先后主要两方，皆以炙甘草汤为主。前者重点放在辨病论治，以瓜蒌、薤白、桃仁、红花等通阳宽胸、活血化瘀为佐，从可疑"冠心病"着手。后者重点放在辨证施治，以枣仁、远志、磁石、龙齿养心安神为助，从"心动悸、脉结代"着手。药后即见好转，心电图恢复正常。由此可知中医素有辨证施治，有其一定的治疗价值，无可怀疑。

摘自：张羹梅.张羹梅医案.上海科学技术出版社，2008：56.

案12 杨百茀炙甘草汤合苓桂术甘汤案

饶某，男，70岁。

初诊：1991年9月24日。主诉及病史：心慌、胸闷8年，伴心律不齐1年。曾于1985年诊断为冠心病，屡次就医、服药总不得愈。近1年来感上症加重，伴气急、乏力，睡眠欠佳。平素畏寒，手足发冷。诊查：舌质紫暗有瘀斑，舌苔右侧厚腻，频发室性期前收缩（二联律），T波改变。辨证：气血虚少，心失所养。治则：滋阴益气，养心安神。处方：当归15g，生地黄15g，玄参10g，麦冬15g，丹参15g，党参12g，枣仁15g，柏子仁10g，炙远志6g，茯苓15g，珍珠母30g，五味子6g。

二诊：9月27日。服上方药3剂，晨起感恶心，干呕，纳差，余症同前。心气不足，心阳不运，痰饮上泛。上方偏于滋腻，有碍胃气，据证更易前法，以温化痰饮为治。处方：桂枝10g，茯苓15g，白术10g，炙甘草6g，法半夏10g，枳壳10g，郁金10g，陈皮10g，枣仁10g。

三诊：10月4日。上方药连服7剂。心慌减轻，睡眠好转，但仍胸闷、气急，晨起心跳不规则。舌暗有瘀斑，苔稍退。宜益气养血，滋阴复脉，拟炙甘草汤增损。处方：炙甘草15g，党参10g，生地黄10g，桂枝10g，阿胶10g，麦冬10g，白芍10g，法半夏10g，茯苓12g，枳壳10g，陈皮10g。以上方为基础，随症加减，治疗月余，诸症痊愈。心电图：心率71次/分，律齐，P波顺序发生，形态时间正常，部分T波改变。

【原按】

心律不齐辨证以阴阳虚实为纲，痰血气郁为目，分清虚实及其兼夹予以施治，偏阴虚者用补心丹，偏于阳虚者用炙甘草汤。

摘自：董建华，王永炎．中国现代名中医医案精粹（4）．人民卫生出版社，2010：138.

案13　陈亦人炙甘草汤合小柴胡汤案

杨某，男，57岁。

初诊：1979年2月21日。主诉及病史：心悸胸闷气短年余。1年来心悸、气短经常发作，曾在某医院诊断为频发室性期前收缩。服用西药奎尼丁和中草药等无效。经人介绍前来就诊。心悸，胸闷，气短，头晕，体倦乏力，纳差，大便稍结，2 日 1 行，小便正常。诊查：舌红少苔，脉结代。心脏听诊：心率 89 次/分，三联律，期前收缩 8 次/分。心电图示：①提早出现的 QRST 波（无提前 P 波）；②QRS 波>0.12 秒；③ST 段压低。辨证：气虚阴亏，心络痹阻。治则：益气养阴，活络通痹。处方：炙甘草 10g，麦冬 15g，生地黄 4g，火麻仁 10g，桂枝 6g，甘松 6g，白薇 10g，党参 10g，莪术 10g，京菖蒲 6g，仙灵脾 15g。7 剂。

二诊：1979 年 3 月 5 日。上方药服后，心悸轻减，其他诸症均有好转。然胸闷气短如前。药症合拍，稍事加减，拟上方去甘松加川楝子 6g，10 剂。

三诊：1979 年 3 月 25 日。药后诸恙悉除，停药 4 天。然因上周感冒，心悸等见症复发。心悸，胸闷，以黎明和夜晚为甚，口苦而干，夜难入寐，舌红，苔薄白，脉结代。证情改变，方随证转。气阴之虚，复加枢机不利，当拟益气养阴、和解枢机之法治之。处方：炙甘草 10g，麦冬 15g，生地黄 30g，柴胡 10g，黄芩 6g，玉竹 15g，桂枝 6g，莪术 10g，石菖蒲 6g，合欢皮 10g。10 剂。

四诊：1979 年 4 月 8 日。上方服后，诸症若失。惟活动后稍感气短，特来索方。为巩固疗效，上方 10 剂照服。以后随访，述服上方后，再未复发。

【原按】

治疗心悸，一般以益气活血、滋阴养血、温通心阳等为常法，未见从少阳枢机入手者。思少阳为枢，手少阳经别又历属三焦而散于胸中，足少阳胆经行胸过膈。且三焦为元气之通道，贵通恶滞。滞则胸络痹阻，元气不畅。殃及宗气，心可为之动悸，脉也因之结代。而胆枢不利，胸闷也因之生焉。故和解枢机之法，在治心悸时切不可忽略。如上案，按辨证属气虚阴亏，心络痹阻。相应施药，心悸虽去而胸闷未除。于是加川楝子以畅三焦气机，效果昭然。后又因感冒诱发诸症，遂在原方基础上仿小柴胡汤意复加柴胡、黄芩以和解枢机，效果立竿见影。《伤寒论》言："少阳之为病，口苦，咽干，目眩也。"又言："胸胁苦满，嘿嘿不欲饮食，心烦喜呕……或心下悸……小柴胡汤主之。"对比是案，这里心悸胸闷、口苦而干，就成了运用和解枢机法的辨证眼目。该案高妙之处，正在于能灵活运用《伤寒论》之理，于纷繁症状中求疾病之本质。

摘自：董建华，王永炎. 中国现代名中医医案精粹（3）. 人民卫生出版社，2010：320.

案14　周次清麻黄附子细辛汤案

王某，女，41岁。

主诉及病史：心慌胸闷10余年，加重4年。每因劳累后复发或加重，时感头晕。经某省级医院诊断为"病态窦房结综合征"。曾服阿托品治疗，效果不明显。今因心慌胸闷加重而致晕厥入院，现感心慌胸闷，头晕时厥，疲乏无力，少气懒言，畏寒肢冷，胸背冷痛。诊查：面色苍黄，表情淡漠。舌质淡红，舌苔薄白，脉沉迟无力。血压120/90mmHg，心率42次/分，心尖区可闻及2~3级吹风样收缩期杂音。心电图诊断：窦性心动过缓（心率45次/分）。阿托品试验：注药前心率42次/分，注药后30分钟，心率最快60次/分，为阳性。诊断：病态窦房结综合征。中医诊断：胸痹。辨证：根据患者临床表现及舌苔脉象，为心气亏虚、心阳不宣的胸痹证。治则：益气温阳。方用保元汤合麻黄附子细辛汤加减。处方：黄芪30g，党参15g，熟附子9g，桂枝9g，炙甘草6g，生麻黄6g，细辛3g。水煎服，每日1剂。

二诊：1980年3月20日。服药6剂后感心慌胸闷减轻，未再发生昏厥。心率较前增快，56次/分。仍感疲乏无力，畏寒肢冷。舌质淡红，苔薄白，脉沉迟无力。上方改生麻黄9g，改熟附子12g，令其继服15剂。

三诊：1980年4月14日。服上方药后心率逐渐增快，其间定时测量心率，平均 66 次/分；胸背疼痛消失，心慌胸闷、头晕乏力等症状明显减轻。复查心电图：心率达 67 次/分。效不更方，继用前方治疗。

四诊：1980 年 5 月 7 日。服药 16 剂后，心慌胸闷、疲乏无力、畏寒肢冷等症状均消失。复查阿托品试验：注药后 15 分钟，心率达 91 次/分，转为阴性。病愈出院。

【原按】

病态窦房结综合征的主要临床表现为持久而严重的窦性心动过缓及胸闷、心悸、畏寒肢冷、头晕乏力、昏厥等症。这些表现和心肾阳虚的病证特点基本一致。心阳的主要作用是鼓动心脏搏动，温运血脉循行。肾阳为诸阳之本，对人体各个脏腑的生理活动起着温煦作用。所以，心肾阳气的盛衰直接影响着心跳的快慢、血脉的盈亏和脉象的虚实。故心肾阳虚即可出现胸闷、胸痛、心悸、头晕、昏厥、四肢不温、脉沉迟无力等肾阳不升、心阳不宣、清浊相干、气血逆乱的病证。治疗必须采用益心气、温肾阳、通心阳之法。周老选用本方乃保元汤合麻黄附子细辛汤加减。方中黄芪、党参、炙甘草补气；熟附子以壮肾阳，且有明显的强心作用；桂枝、细辛温通心阳，宣痹止痛；麻黄辛温宣散，并有升提心率之功。全方共奏益气温阳之功，故能取得得心应手之效。

摘自：董建华，王永炎. 中国现代名中医医案精粹（3）. 人民卫生出版社，2010：73.

案 15　翁维良四逆汤案

于某某，男，44 岁，干部。

1975 年 10 月 14 日初诊：患者自 1973 年始，头晕，心慌，同时发现脉律不齐，心率 40~48 次/分，以后有经常昏倒史，心电图为窦性心动过缓、窦房阻滞。2 周前做阿托品试验，心率最高达 57 次/分，某医院诊断为病态窦房结综合征。现仍感头晕心慌，畏寒、下肢冷，心律不齐，心率慢，夜尿多，舌胖质淡苔薄白，脉沉弱迟代，心律不齐有较长的停搏，心率46次/分，血压90/60mmHg。证属脾肾阳虚。治疗以健脾温阳、补肾复脉之剂：党参25g，黄芪25g，白术12g，升麻6g，柴胡6g，桂枝12g，巴戟天12g，菟丝子12g，金樱子12g，川附片10g，干姜6g，吴茱萸6g，陈皮12g，炙甘草10g。

11月14日二诊：服上药1个月，精神有好转，头晕减轻，心率较前有增加，未昏倒过，心率一般在50次/分以上，舌胖苔白，脉沉缓，停搏次数减少，心率66次/分，血压102/64mmHg。仍宗上方加减：党参25g，生黄芪25g，白术12g，升麻6g，柴胡10g，陈皮12g，补骨脂15g，巴戟天10g，菟丝子15g，女贞子15g，桂枝12g，川附片12g，干姜10g，甘草6g。

12月2日三诊：精神好，头晕头痛基本消除，能坚持长时间讲话，心率一直在50次/分以上。检查：心率65次/分，舌质正常苔白，脉沉弦，血压110/70mmHg。仍宗上法继服，巩固疗效。处方：党参25g，生黄芪25g，白术12g，升麻6g，细辛3g（后下），葛根18g，柴胡12g，补骨脂18g，鸡血藤25g，干姜12g，川附片10g，菟丝子18g，巴戟天12g，桂枝15g，甘草10g。

【原按】

本例患者有头晕头痛，经常昏倒，畏寒肢冷，心率慢，血压低，有较长的窦性停搏及窦房阻滞，舌质淡胖，脉迟结代，属脾肾阳虚，以补中益气汤、四逆汤、五子衍宗丸等加减化裁治疗2个月，头晕基本消失，心率均在50次/分以上，血压平稳。以后继续服药，巩固疗效，随访5年，病人一般情况好，已停服中药近3年，坚持正常工作，未再昏倒过。

摘自：翁维良，于英奇．杂病证治．人民卫生出版社，1983：89-90.

案16　颜德馨通脉四逆汤案

傅某，女，52岁。

胸闷心悸多年，多次发生昏厥，经心功能检查确诊为病态窦房结综合征。患者面色萎黄，胸闷作痛，神疲乏力，四肢发冷，口干少寐，心率40次/分，舌胖苔薄白而干，脉沉迟时见结代。此乃心阳不振，心阴亦衰，阳虚阴凝，心脉失畅。宜助阳配阴，祛寒通脉。处方：淡附片9g（先煎），桂枝9g，麦冬9g，黄芪15g，党参15g，生地15g，干姜6g，五味子6g，菖蒲6g，青葱1.5g，炙甘草3g。服药半月，胸闷作痛得减，脉沉迟见起，结代脉消失，心率维持在54~64次/分，昏厥也未再发作。

【原按】

通脉四逆汤为治疗少阴虚寒重证的方剂，方中干姜较四逆汤中所用增加一倍，附子也选大者，温阳散阴力宏，配以甘草甘缓益气，药简力专，诚为回阳通脉之良方。《伤寒论》谓："少阴病，下利清谷，里寒外热，手足厥逆，脉微欲绝，身反不恶寒，其人面色赤，或腹痛，或干呕，或咽痛，或利止脉不出者，通脉四逆汤主之。"并指出药后若"其脉即出者愈"，表明此方对脉微欲绝或脉不出者有良效，故仲景以通脉名之。病态窦房结综合征所表现的脉象如沉、迟、涩、结、代等当属通脉四逆汤证，病机则为阳气衰惫，寒凝血脉，立法务必峻补阳气，逐寒通脉，方用通脉四逆汤大辛大热之剂，意在离照当空，阴霾自去，则脉复出。如神疲短气者，加党参、黄芪以补气；舌红口干者，加麦冬、五味子以养阴；胸闷不舒者，加郁金、菖蒲以开郁。

摘自：颜德馨.颜德馨临床经验辑要.中国医药科技出版社，2000：120.

案17　权依经葛根黄芩黄连汤合黄连阿胶汤案

杨某，男，29岁，山西省人，兰州医学院干部。

1980年4月5日初诊：患者于1个月前曾饮酒，之后自感疲乏无力，心慌，胸闷失眠。后经心电图检查，诊断为频发性房性期前收缩，部分未下传，并室内差异传导，结论为异常心电图。舌红苔薄白，脉促有力。辨证为心阳亢盛。方用葛根黄芩黄连汤加阿胶治疗。处方：葛根24g，甘草6g，黄芩6g，黄连6g，阿胶9g（另包，烊化）。水煎，分2次服。3剂。

二诊：患者服上药后，自感心慌、胸闷好转，不再失眠，遂即停药。10余天后，因劳累病又复发，症状同前，又服上药3剂。

三诊：患者又服上药3剂后，病情又好转而停药。但之后，每遇劳累，病情极易复发，故嘱其连续服药10余剂后停药。观察1个月余，再未复发。经心电图检查，除Ⅰ导和V_1的T波与主波相反外，余无异常，结论为心电图大致正常。

摘自：权依经. 古方新用. 人民军医出版社，2011：113

结　语

心律失常治疗一般以治本扶正为主，佐以行气、祛痰、活血等治标之法。

心律失常由痰浊内阻所致者，可见胸闷、脘胀，苔白腻，宜瓜蒌薤白桂枝汤、瓜蒌薤白半夏汤等。若劳后加重，食少，乏力，脉沉细而缓，乃心阳不足，可以合用桂枝汤；气阴两虚者合用生脉饮。

吞咽后阵发性房性心动过速，表现为病人吞咽时心悸怔忡，症见心悸、泛涎、胸闷，苔白润，脉细滑，证属寒痰停居心位，用旋覆代赭汤。胃为心之大主，降逆和胃心悸自平。临证加入川朴、甘松以通阳化痰，宽中理气。痰热可加川连、竹茹。

风心病房颤，由风湿内舍而成者，气短，关节痛，苔白腻，宜防己茯苓汤；脘痞满、噫气，合用旋覆代赭汤。

阳气不足，水饮内停，上逆凌心而致心律失常，症见气短、呕恶，苔白滑，宜茯苓甘草汤；若阳虚水饮上泛，心悸，气短，倦怠乏力，舌质淡嫩，脉弦细，用苓桂术甘汤。

心阳不足，心神不安所致心动过速或房颤，可用桂枝去芍药加蜀漆龙骨牡蛎救逆汤，或桂枝甘草龙骨牡蛎汤。使用时应注意，炙甘草宜重用，每剂用量达 15~30g。

心慌气短，活动后加重，劳累时尤甚，疲乏无力，畏寒肢冷，舌质淡，脉沉细，宜黄芪建中汤；若夜分少寐，懊侬心烦，脉小弦而数，宜甘缓柔肝，合甘麦大枣汤。黄芪建中汤有调和营卫、振奋心气之功。奚凤霖在黄芪建中汤的基础上加党参、丹参、玉竹、龙骨、牡蛎等组成建中复脉汤，用于房颤。

本方与炙甘草汤的区别在于，炙甘草汤主要适用于气阴两虚所致的心动悸、脉结代者。黄芪建中汤有黄芪、党参、炙甘草补气，又有桂枝、生姜温中通阳，白芍缓肝和营，用于气虚肝旺者。

心气血虚弱，心神失养，故心动悸、脉结代，宜炙甘草汤。若胸闷、苔白腻，痰浊痹阻，胸阳不振，张羹梅先以瓜蒌薤白桂枝汤，加桃仁、红花等通阳宽胸。若脾虚痰饮，呕恶、纳差，苔白者，宜苓桂术甘汤。若兼少阳枢机不利，则宜小柴胡汤，临证见心悸、胸闷、口苦干是本方辨证眼目。

若病态窦房结综合征，畏寒肢冷、头晕乏力、昏厥，此为心肾阳虚，宜麻黄附子细辛汤，临证可合保元汤。本方适当配伍丹参、红花、三七等活血化瘀药，有助于心脉通畅；若神疲乏力，四肢发冷，脉沉迟时见结代。此乃心阳不振，阳虚阴凝，宜四逆汤或通脉四逆汤；兼脾之阳气不足或下陷，可合用补中益气汤；气短、口干、舌红，气阴两虚者，合生脉饮。

此外，心律失常由阴虚火旺所致者，可用黄连阿胶汤。

第八章 | 周围血管病

周围血管病是指心脑血管病以外的动静脉血管疾病的统称。包括：雷诺病，动脉粥样硬化性血管闭塞症，血栓性闭塞性脉管炎，血栓性浅静脉炎，深部静脉血栓形成。周围血管病好发于肢体远端血管，表现为肢体疼痛，缺血，坏死。

本病属于中医"脱疽""痹症"范畴，其病机主要为感受寒湿，湿热邪气阻塞脉道，导致气血不通。本病的发生与机体阳气不足有关。

案1 颜德馨麻黄附子细辛汤案

秦某，女，37岁。

病史：于1979年体检时发现双上肢无脉，血压测不到，自觉胸闷胸痛，头晕目糊，游走性关节疼痛，曾发生过晕厥。1988年8月住上海医院，诊断为多发性大动脉炎（头臂干型），经服用昆明山海棠片及高压氧治疗3个月，症情略有好转。1989年初病情反复，晕厥4次，每次持续5~9秒，神志不清，复住中山医院。头臂动脉造影：左锁骨下动脉，左颈总动脉未显示，无名动脉起始部显示，右锁骨下动脉未显示，右椎动脉显示，起始部狭窄。予以地塞米松治疗效果不明显，患者不同意行颈总动脉扩张术而转来本院。检查：神志清，活动自如，右颈部可闻及粗糙之收缩期Ⅲ级杂音，心率90次/分，律齐，心尖区可闻及Ⅱ级吹风样收缩期杂音，肝脾肋下未及。

初诊：先天不足，肝肾亏虚，温煦无权，经脉闭阻，故除无脉见症之外，尚有脉道塞流之症，如胸闷头晕、昏厥之象，舌紫、舌底静脉紫黑，苔薄。治拟温阳宣痹，活血通脉。处方：淡附块9g，炙麻黄9g，桂枝9g，细辛4.5g，莪术9g，干姜2.4g，威灵仙15g，王不留行9g，川芎9g，红花9g，炙甘草4.5g，人参鳖甲煎丸（吞）9g。前方加减，服药3个月，临床症状全部消失，脉微触及，原法巩固。

【原按】

西医学认为，本病可能由于感染引起血管壁上的变态反应或自身免疫反应所致。主要病理为受累动脉的炎症病变，动脉由于管壁增厚、变硬、狭窄、血栓形成，最终变为闭塞，属于中医学"痹证"范畴，临床仍可按风、寒、湿、热、毒而分型。因于风者多脉道鼓起，狭窄前端有跳动怒张之象；寒者主凝敛收引，狭窄远端冰冷；湿者肢体重滞无力，舌苔白腻；热者烦躁；因于毒者每有破溃之处恶血外溢。然总的病机仍不离乎气滞血瘀。临床治疗本病当分阶段用药：活动期用四妙勇安汤加越婢汤、忍冬藤、虎杖之类；稳定期用黄芪桂枝五物汤合麻黄附子细辛汤；半活动期用血府逐瘀汤、补阳还五汤，可据情酌用三棱、莪术、没药、海藻，甚则用水蛭研粉吞服。本例寒凝血瘀，故用麻黄附子细辛汤加味，仿仲景当归四逆复脉之法，投药3月，诸症亦瘥，仍需续方攻坚。

摘自：胡泉林，王宇锋.颜德馨医案医话集.中国中医药出版社，2010：89.

案2　顾兆农当归四逆汤案

段某某，男，57岁。

西医诊断为血栓性腹壁浅静脉炎。自左上腹壁达左胸乳部静脉明显扩张，虽疼痛却无红肿，左季胁下可触及约 6cm 长的索状物，质硬而有压痛，舌苔薄白，脉象滑缓。此乃瘀血阻遏脉道，治宜温经散寒，活血化瘀。处方：红花、桂枝各 9g，当归、丹参、生薏苡仁各 30g，花粉、鸡血藤各 24g，川牛膝、赤芍、丝瓜络、桃仁、制乳香、制没药各 12g。服上方 4 剂后疼痛减轻，服 50 余剂后扩张之静脉恢复正常，疼痛消失，但仍摸到约 1cm 长的索状物，而无压痛。

摘自：席增业.顾兆农老中医临床运用温通法的经验.新中医，1987，（1）：3.

案3　颜德馨当归四逆汤案

谈某，男，35 岁。

原患下肢关节炎，后因不慎扭伤足部酸痛更甚，曾进行局部封闭疗法，酸痛好转，但此后两下肢麻木不仁，不能行走，稍受寒冷，即出现雷诺现象。症见两侧上下肢苍白青紫，自觉麻木胀痛，手足不用，脉弦细，苔薄白。证属脾肾不足，寒凝气血，瘀滞经络。治以温经散寒。药用：附子、赤芍各 10g，桂枝、当归、川牛膝各 15g，干姜 6g，生黄芪 24g，党参 18g，白术 12g，红花 9g，甘草 5g。服 30 剂后症状次第消失，脉细弦，舌红，苔薄。以丸巩固，河车大造丸 6g，1 日 2 次，连服 3 个月而愈。

【原按】

温经散寒法，适用于肢体寒冷发紫，疼痛剧烈，舌淡、脉细或难以触及等寒凝型慢性周围血管病。《伤寒论》中用通脉四逆汤治阴证厥逆，脉沉微细欲绝，取其升发阳气，化凝通脉，足资效法，临证常以阳和汤与麻黄附子细辛汤加减。药用麻黄、附子、桂枝、细辛、毛冬青、白芥子、当归、川芎等。本法可温经散寒、回阳通脉、扩张血管，具有改善肢体血液循环作用。若与补气养血等法配合，灵活运用疗效更佳。

摘自：颜德馨.颜德馨临床经验辑要.中国医药科技出版社，2000：101.

案4　刘文峰桂枝加黄芪汤案

陈某某，女，62岁，退休干部。

主因双下肢疼痛、麻木1年余就诊。症见双下肢疼痛、麻木，酸软无力，间歇性跛行，伴乏力、气短、自汗、畏风，既往糖尿病史10余年，平素注射胰岛素控制血糖。舌质暗红，苔白，脉沉细。空腹血糖6.7mmol/L，血常规、尿常规、肝功能、肾功能均正常。下肢血管彩超示血管狭窄，斑块形成。结合舌、脉、证四诊合参，此为气阴两虚挟瘀而发痹证。法当益气养阴，化瘀通脉。患者糖尿病日久，素体气阴两虚，气虚无以行血，血虚脉络不利，而挟瘀血，不通则痛，故见下肢疼痛；气血运行不畅，下肢失其濡养，而见麻木；乏力、气短、自汗、畏风，皆为气阴两虚所致；舌质暗红，苔白，脉沉细是气阴两虚挟瘀之象。处方：黄芪60g，白芍20g，桂枝15g，生地10g，当归30g，牛膝15g，桃仁10g，红花10g，川芎15g，全蝎10g，桑枝30g，鸡血藤30g。7剂，水煎服。取水300ml，煎取150ml，两煎混匀，分2次服。嘱：避风寒，注意休息，忌走长路、忌食辛辣肥甘，保持大便通畅，调节情志。继续应用胰岛素控制血糖。

复诊：服用前方后，患者乏力气短等症明显减轻，麻木疼痛缓解但不明显，考虑此证辨证清楚，理法方药得当，但患者病久且陈，恢复需要时间，故仍用原方，酌加地龙10g解痉通络以加强活血通络之功。更服10余剂而愈。

【原按】

糖尿病日久，必伤津耗气，致气阴两伤，气血亏虚。气虚不足以运血，津亏不足以荣血，使脉络瘀阻筋脉失养，而致肢体疼痛、麻木之主症。因气阴两虚、脉络瘀阻是其基本病机，故益气养阴治其本、活血通络治其标，标本兼顾为其正治。本方以大剂量黄芪补气以运血，合生地、白芍养血生津和营、载血荣络共为君；当归、川芎、桃仁、红花养血通脉，与全蝎、桑枝、鸡血藤通经活络共为臣药；桂枝温经通阳，以助气血运行为佐药；本病多见于下肢，故用牛膝益肾化瘀、引血下行为其使药。全方君、臣、佐、使配伍严谨，甚合病机，共奏益气养阴、化瘀通脉之功，故收效显著。虑其气为血之帅，气是推动血运的主要动力，本证虽有血虚阴亏致瘀之因，而气虚则是脉络瘀阻的基本因素，故就其益气养阴而言，当以益气为主，酌顾养阴。患者病久且陈，治疗当假以时日，不可以为短期无功，就随意更改治疗思路。

摘自：杜瑞斌，刘文峰．刘文峰治疗糖尿病周围神经血管病变验案．云南中医中药杂志，2012，（8）：1.

案5　顾兆农甘草附子汤案

张某某，男，42岁。

经某医院诊断为血栓闭塞性脉管炎，用药治疗无效而就诊。自诉左下肢麻木、疼痛，走路及受凉后加重。诊之患肢足部皮肤苍白，触之冰冷，足背动脉及胫后动脉摸不着，舌苔白，脉弦细。此为阴寒导致患肢血瘀，脉道不通所成。治宜温经散寒，活血化瘀。处方：桂枝18g，熟地、当归各30g，炮姜、红花各9g，牛膝、淡附子、丝瓜络各12g，白芥子、党参、甘草各15g，鹿角45g，服15剂后疼痛减轻，患肢变温，后以此方加减共服药70余剂，诸症消失，足背动脉能摸到，但较弱。

摘自：席增业．顾兆农老中医临床运用温通法的经验．新中医，1987，（1）：3.

案6　唐祖宣真武汤案

郭某某，35岁，工人。

于1996年5月31日入院治疗。主诉：双下肢凉痛已3年，左足趾溃破已 5 个月。入院症见：膝以下冰冷，剧烈疼痛，整夜不能入眠，痛时内觉发凉，暖之稍减，踝以下暗红，五趾紫黑，抬高患肢苍白，下垂暗紫，左大小趾溃烂，左大趾伤口 3cm×2cm，小趾 3cm×1cm，色暗紫，无脓，足背、胫后动脉搏动均消失，股动脉微弱，小腿肌肉萎缩，左腓肠肌肉长 33.5cm，右腓肠肌肉长 34.5cm。腰背冰凉，小便清长带白，脉细无力，舌淡白多津。体温正常，血压：90/60mmHg。此属肾阳衰微，脾湿肝郁。治以温肾阳，燥脾湿，疏肝木。方以真武汤加味：炮附片、茯苓、黄芪、潞党参各 30g，白术、桂枝、白芍、干姜、甘草、川牛膝各 15g。上方加减服用，共住院 91 天，服药 91 剂，能步行 2500m 无跛行感，温度颜色基本恢复正常，趾甲汗毛开始生长，足背动脉微能触及，动脉恢复良好，但胫后动脉仍无，左腓肠肌肉长 35.8cm，右腓肠肌肉长 36cm，伤口愈合。追访 12 年未复发。

摘自：许保华．唐祖宣应用经方治疗周围血管病经验．四川中医，2009，（9）：9.

[编者按]   本患者为血栓闭塞性脉管炎。

案 7　王付赤丸案

郑某，男，32 岁，郑州人。

2008 年初诊：患者 3 年前出现间歇性跛行，夜间足部疼痛加重，经检查诊断为血管闭塞性脉管炎。先经西医治疗，效果不明显，又经中医及中西医结合治疗，仍未达到治疗目的，近因病情加重前来诊治。刻诊：间歇性跛行，夜间卧床时疼痛加重，两足冰冷，因冷加重，伴有麻木，时有刺痛，舌质淡，苔白腻，脉沉。辨为阳郁寒饮证，治当逐寒散饮，通阳和中。以赤丸加味。处方：茯苓 12g，制川乌 6g，姜半夏 12g，细辛 3g，干姜 10g，红参 10g，炙甘草 10g。6 剂，水煎服，每日分三服。

二诊：两足怕冷略有好转，夜间疼痛未有减轻，以前方制川乌改为生川乌 6g，加生草乌 6g。6 剂，煎药由 30 分钟增为 50 分钟。

三诊：疼痛较前减轻，麻木基本解除，以前方 6 剂。

四诊：病情稳定，以前方治疗 60 余剂，诸症悉除。之后，以前方变汤剂为散剂，每次 3g，每日 3 次，治疗 3 个月，经复查，病已基本痊愈。随访 1 年，一切正常。

摘自：王付，王帮众．经方运用半夏配乌头（附子）的探索与实践．中国实验方剂学杂志，2011，（9）：285.

案 8　唐祖宣桂枝芍药知母汤案

张某某，男，32 岁。

于 2002 年 2 月 23 日入院治疗。主诉：左下肢肿胀 3 个月，加重 15 天。入院症见：左下肢肿胀，色呈潮红，抬高患肢减轻，下垂严重，不能行走，凉痛，气候变化遇冷加重，身常觉恶寒，四肢无力，形体较胖，面色微黄，舌质淡，苔黄腻，脉象滑数。此乃寒湿热内郁，治宜温阳化湿，清热祛风。方用：白芍、知母、防风各 30g，白术、桂枝、防己、炮附子、黄柏各 15g，麻黄、生姜、甘草各 9g。上方服 10 剂后疼痛减轻，温度好转，下肢肿胀减轻，但舌仍黄腻，脉滑数。此寒湿好转，热仍内郁，于上方加苍术 15g，薏苡仁 60g，银花 30g。服 10 剂后，舌苔退，脉变缓涩，腿肿全消，已能行走。寒热俱减，改用活血化瘀，上方先后加桃仁、红花、苏木、刘寄奴、乳香、没药等药物调治而愈，现已参加工作，追访 3 年未复发。

摘自：许保华．唐祖宣应用经方治疗周围血管病经验．四川中医，2009，（9）：9.

［编者按］　本例患者为深静脉血栓形成。

案 9　唐祖宣抵当汤案

患者李某，男，47 岁，工人。

于 1992 年 10 月 2 日住院治疗。主诉：左上肢动脉搏动消失 2 年，加重 1 个月。入院症见：头疼、头昏、心慌胸闷，面色青黑，唇口紫暗，精神萎靡，少气懒言，舌质紫暗，挟有瘀斑，常常低烧。少腹部硬满，扪之疼痛，大便干燥，小便正常。左上肢肱、尺、桡动脉消失，血压测不到，肌肉萎缩、麻木、酸胀，皮肤厥冷；右上肢及双下肢动脉搏动正常，右寸口脉沉数，苔黄厚腻。此瘀热阻于血脉，治宜通瘀泻热。方用：水蛭、大黄、红花、桂枝各 15g，虻虫 6g，桃仁 10g，云苓 30g。上方服后，泻下黏黑如胶之便，扪之不碎，少腹硬满减轻。应患者要求继用此方，先后共服 80 剂，苔黄腻转薄黄，舌质瘀斑去，左上肢肱动脉搏动恢复，尺、桡动脉已能触及，但仍沉细，血压已能测到，右寸口脉沉细，继以活血养阴药物调治，诸症减轻。

摘自：许保华．唐祖宣应用经方治疗周围血管病经验．四川中医，2009，(9)：11.

[编者按]　本例患者为大动脉炎。

结　语

经方治疗周围血管疾病顽症疗效独特。因寒凝血瘀，用麻黄附子细辛汤，宜加活血化瘀药，如莪术、红花、川芎等。寒凝经络，肢体寒冷发紫，疼痛剧烈，舌淡、脉细，用当归四逆汤。本方现用于血栓性浅静脉炎、雷诺病等，疗效显著，临证可酌加乳香、没药、红花等。上述二方临床常可以合方运用。

气虚血瘀者，表现为麻木、乏力、气短、自汗、畏风，舌质暗红，脉细，宜桂枝加黄芪汤是。刘文峰常以本方用于糖尿病周围神经血管病变，常需要合用当归芍药散，并加桃仁、红花、牛膝、鸡血藤以增强活血之力，加全蝎、桑枝以活血通络。

血栓闭塞性脉管炎见疼痛，受凉后加重，皮肤苍白，触之冰冷，舌苔白，脉弦细。此为阴寒血瘀、脉道不通所致，可选用甘草附子汤合阳和汤，加当归、红花、牛膝、丝瓜络等活血通络。脾肾阳衰、寒湿瘀滞所致者，宜真武汤。其表现常见：肢端发凉麻木，疼痛入夜尤甚，痛时内觉发凉，患肢苍白，舌质淡白，脉沉细。可合桂枝加黄芪汤。

疼痛，两足冰冷，舌淡，脉沉，属于寒凝血脉，可用赤丸。本方由乌头、细辛、半夏、茯苓组成，有温散寒湿之功。

本病因寒湿郁热所致，临床常见肢体色呈潮红，苔黄腻，脉滑数，同时有肢体冷痛，气候变化遇冷加重等，宜桂枝芍药知母汤，可合用二妙丸。

周围血管病瘀热内结，唇舌暗，苔黄者，宜抵当汤。唐祖宣以本方加减治疗血栓闭塞性脉管炎、静脉血栓形成、无脉症等属瘀热在里，脉沉、微、结、数，或脉消失之患者有效。

中篇
中医病证篇

第一章 | 胸　痹

胸痹又称心痛，是指膻中部位以及左胸部疼痛为主的一类症状。其病机主要与寒凝、气滞、痰阻、瘀血有关，阳气不足是其根本原因。本病首见于《黄帝内经》，书中记述了心痛、卒心痛、厥心痛、真心痛等病名，提出本病的发病与寒凝、气滞血瘀有关。

张仲景在《金匮要略》有胸痹专篇，他提出"脉当取太过不及，阳微阴弦"，揭示了主要病机为本虚标实。本虚即阳气不足，胸阳不振，标实即阴寒、痰浊乘虚搏结胸中。治疗上，寒凝气滞用瓜蒌薤白类方，阳气不足用人参汤，气滞饮阻用橘枳姜汤、桂枝生姜枳实汤、茯苓杏仁甘草汤等，阴寒凝结用乌头赤石脂丸、薏苡附子散。以上方剂一直被后世医家所应用，成为治疗胸痹、心痛的基础方剂。

案1　颜正华瓜蒌薤白白酒汤案

李某，男，52岁，干部。

1993年12月6日初诊：胸闷憋痛3年，劳累加重。数日前因伴心慌心悸而住院治疗，心电图及血脂检查等基本正常。经数日治疗症状缓解，遂出院继续服药治疗。近日诸症加重，遂来就诊。刻下除见上症外，又伴见畏寒、多汗、乏力、颈项不舒、口干口苦、纳佳、尿黄、大便正常。舌暗红，苔薄腻，脉弦滑。既往体健，去年 8 月曾因十二指肠球部溃疡出血而住院治疗。无药物过敏史。证属气虚血滞，痰阻心脉。治以益气活血，豁痰通脉。药用：生黄芪 15g，红参须 6g，五味子 5g（打碎），丹参 30g，红花 6g，生山楂 15g，全瓜蒌 15g，薤白 10g，远志 10g，降香 5g，茯苓 20g，生葛根 30g。共 7 剂，水煎服。忌食辛辣油腻，宜清淡并舒畅情志，劳逸适度。

二诊：心悸、胸闷憋痛明显减轻，晚间已不出汗，尿已不黄。仍心慌气短乏力，并见口干咽干，饮水不多，舌面少津。证属气阴两虚，痰瘀阻脉。上方去红参须、远志、茯苓，加南沙参 12g，麦冬 10g，续进 7 剂。另处生晒参、三七粉各 20g，将生晒参研极细，并与三七粉混匀。每服 1～2g，每日 2 次。

三诊：胸闷憋痛未发，自汗亦减少。近 2 日因未午睡又致心慌失眠，舌苔薄少。治以益气养阴，通脉安神。上方去全瓜蒌、薤白、降香，加远志 10g，茯苓 20g，首乌藤（夜交藤）30g，炒酸枣仁 15g（打碎），生龙骨、生牡蛎各 30g（打碎，先下）。续进 7 剂。

四诊：药后胃痛，自己去掉生龙骨、生牡蛎后痛止。刻下惟口干，余皆正常。上方去麦冬，加太子参、玉竹各 15g，续进 10 剂。并嘱患者注意调节饮食、情志及起居，切勿着急及过劳。患者十分高兴，再三致谢。2 年后（1996 年 3 月），患者又来就诊，自述 2 年中诸症未发，近因劳累与感冒又发胸闷，再投以益气化瘀、豁痰通脉之药数剂，诸症顿失。

【原按】

颜师认为，本案患者所患胸痹是因多年劳累及饮食失节所致，辨析临证所见，当属本虚标实。所谓本虚即气虚阴虚，所谓标实即痰瘀阻脉。既然病机为虚、痰、瘀，治疗就当从补虚、豁痰、祛瘀三方面入手。然而这只是总原则，具体应用时到底以何为主，还应根据各诊的症状，灵活变通。初诊气虚痰阻血瘀显著，阴虚之症不明显，颜师即治以益气活血、豁痰通脉。故方用补气行滞的生黄芪、人参须，活血化瘀的丹参、红花、生山楂、降香、生葛根，豁痰通脉的全瓜蒌、薤白、远志，并佐以滋阴宁心的五味子、茯苓。二诊阴虚诸症显见，颜师又补气养阴并重，在原方基础上去茯苓、远志、人参须，加生晒参、南沙参、麦冬，并合生黄芪、五味子，以增强补气养阴之力。三诊痰浊阻脉之症顿失，除虚、瘀诸症外，又见心神失养诸症，颜师即改为益气养阴通脉安神，故去全瓜蒌、薤白、降香，加远志、茯苓、炒酸枣仁、首乌藤（夜交藤）等。四诊诸症基本消失，惟见口干，颜师守方进剂，但虑麦冬滋腻润肠，久服恐碍胃滑肠，故去之，并加平补气阴的太子参和滋阴强心而药力平和的玉竹，以图既增补气养阴之力，又不滋腻碍胃。此外，患者云服三诊方后引发胃痛，而去掉方中的生龙骨、生牡蛎再服则痛不发。据此推测导致胃痛的药物当为龙骨、牡蛎。既往曾有因服龙骨、牡蛎引起过敏痒疹之报道，而引发胃痛，尚未见到。是否亦属过敏所致，不敢妄断，特存疑待考。

摘自：常章富. 颜正华学术经验辑要. 人民军医出版社，2010：121.

案2　李聪甫瓜蒌薤白半夏汤案

黄某，男，30岁。

忽然左膺乳下痛不可忍，行动偻附，两昼夜卧不安枕，目不交睫，呼吸引痛，叉手自冒心。诊视脉弦而紧，舌苔薄白。患者自诉曾救治于某医院，诊断为心包炎，服药罔效。因思"胸痹，心中痞气，气结于胸，胸满，胁下逆抢心"，实即心阳不振、寒饮逆犯之胸痹证。宜即通阳，以瓜蒌薤白半夏汤：全瓜蒌13g，姜半夏10g，薤白头7g，金铃子（酒炒）7g，川郁金7g，白蒺藜（酒炒）7g，炒枳壳5g，旋覆花（布包）7g，酒青皮5g，白芥子（炒）3g，白酒（入煎）1杯。

二诊：紧象转缓，痛减十七，仍短气，肺气不利，当续宣痹。按上方去白酒，加苦杏仁7g、浙贝母10g。

三诊：胸阳已开，痹痛宣除，邪去正安，仍取苦辛通降法。全瓜蒌13g，姜半夏7g，薤白头5g，浙贝母10g，金铃子（酒炒）7g，川郁金7g，白蒺藜（酒炒）7g，酒白芍10g，炒枳壳5g，左秦艽5g，酒青皮3g，白酒（入煎）1杯。

摘自：李聪甫. 李聪甫医案. 湖南科学技术出版社，1979：107-108.

案3　赵锡武瓜蒌薤白半夏汤合橘枳姜汤案

李某，女，57岁，干部。

冠心病心绞痛5~6年，心前区疼痛每日2~3次，伴胸闷气短，心中痞塞，疲乏。脉弦细，苔白质淡边齿痕。此系胸痹之病，乃心阳虚，胃不和遂致气机不畅，血脉痹阻，拟通阳宣痹，心胃同治。仿瓜蒌薤白半夏汤合橘枳姜汤化裁：瓜蒌30g，薤白12g，半夏15g，枳壳10g，橘皮15g，生姜6g，党参30g，生黄芪30g，桂枝12g，香附12g。服上方2个月余后，心前区痛偶见，胸闷气憋减轻，脉弦细，苔薄。心电图TV4-6由倒置转低平，或双向，ST4-6由下降0.1mV转前回升0.05mV。

摘自：朱世增. 赵锡武论心脑病. 上海中医药大学出版社，2009：8.

案4　杨百茀枳实薤白桂枝汤合苓桂术甘汤案

何某，男，49岁。

初诊：1991年10月25日。主诉及病史：胸闷、气短、心前区胀痛5年，日渐加重，伴头昏、周身疲软无力。曾间断服用中西药，疗效不佳。诊查：面色暗淡无华，舌淡苔白，脉细结。心率40次/分，律不齐，期前收缩6~8次/分。1987年查心电图报告：室性期前收缩、心动过缓，疑为冠心病。辨证：胸阳不振，痰饮上乘，气机痹塞，胸阳不通。治则：通阳蠲饮，理气开痹。处方：全瓜蒌 15g，薤白 10g，桂枝 10g，枳壳 10g，厚朴 10g，陈皮 10g，郁金 10g，檀香 10g，丹参 15g，茯苓 15g，白术 10g，炙甘草 6g。

二诊：11月1日。服上方药3剂后，即感胸闷等症减轻，未发心痛，惟近日感恶心欲呕。苔薄白，脉细缓，无结代之象。证属痰饮上泛，温化痰饮是为当务之急。处方：桂枝 10g，茯苓 15g，白术 10g，炙甘草 6g，法半夏 10g，枳壳 10g，郁金 10g，陈皮 10g，丹参 15g。服上方药7剂后，诸症明显减轻。守方加减连续服21剂后，查心电图正常，心率 60~74 次/分，律齐。随访至今，未见复发。

【原按】

本例胸痹病因"阳微阴弦"，胸阳不足，痰饮上乘，阻滞气机，致胸中痹塞而痛。其治则拟瓜蒌薤白桂枝汤合苓桂术甘汤加味，辛温通阳，温化痰饮，开痹散结。方中加用檀香、郁金、陈皮等加强理气散寒、止痛开痹之功；丹参活血化瘀以助通阳；不用枳实而用枳壳者，取其力缓而不耗气。二诊症见恶心欲呕，是痰饮中阻上泛，故遵"治痰饮者，当以温药和之"之旨，拟苓桂术甘汤温化痰饮。先生治疗胸痹，重视调理气机，认为气通则阳气通；气畅则瘀血行；气顺则痰饮消；气达则痹散结。常根据病情而适当选用郁金、佛手、檀香、乌药、枳壳、薤白等行气理气之品，总以宽胸开结、调畅气机为要。

摘自：董建华，王永炎.中国现代名中医医案精粹（4）.人民卫生出版社，2010：137.

案5 冉雪峰理中汤案

武昌宋某，患胸膺痛数年，延予诊治。六脉沉弱，两尺尤甚，予曰：

此为虚痛，胸中为阳气所居。经云上焦如雾，然上天之源，在于地下，今下焦虚寒，两尺沉弱而迟，在若有若无之间，生阳不振，不能化水为气，是以上焦失其如雾之常，虚滞作痛。治此病，宜摆脱气病套方，破气之药，固在所禁，顺导之品，亦非所宜。盖导气始服似效，久服愈导愈虚，多服1剂，即多加虚痛。胸膺为阳位，胸痛多属心阳不宣，阴邪上犯，脉弦，气上抢心，胸中痛，仲景用瓜蒌薤白汤泄其痞满，降其喘逆，以治阴邪有余之证。此证六脉沉弱，无阴邪盛之弦脉，胸膺作痛即非气上撞心，胸中痛之剧烈，与寻常膺痛迥别，病在上焦，病源在下焦，治法宜求之中焦。盖执中可以运两头，且得谷者为后天之谷气充，斯先天之精气足，而化源有所资生。拟理中汤加附子，一启下焦生气，加吴茱萸，一振东土颓阳。服10剂后，脉渐敦厚，痛渐止，去吴茱萸，减附子，又服20余剂痊愈，数月不发。次年春赴乡扫墓，因外感牵动又作，体质素弱，真气未能内充，扶之不定，而况加以外邪，嗣后再发，再治再愈。治如前法，与时消息，或温下以启化源，或温上以宣化机，或温中以培生生之本，又或升引宣发，合上下而进退之，究之时仍微发，未能除根，盖年逾八八，肾气就衰，未能直养无害，经进一步筹划，觉理中汤加附子虽曰对证，而人参、白术呆钝，徒滞中焦，肉桂、附子刚烈，反伤阴液，因借镜虚劳而悟到仲景小建中汤刚中之柔，孙处士复脉汤柔中之刚，纯在凌空处斡旋，不以阳求阳，而以阴求阳，直于阴中生出阳来。丸剂常饵，带病延年。克享遐龄，于此盖不无帮助。

摘自：冉雪峰．冉雪峰医案．人民卫生出版社，2006：33-34.

案6 任应秋理中汤案

王某，男，54岁。

初诊：1974年7月15日。主诉及病史：7月1日起突觉胸骨及心前区闷胀，并伴压榨性疼痛。面色苍白，冷汗时出。经某医院检查，诊为心绞痛，住院治疗 10 天，绞痛愈来愈频，医生嘱服中药，特来诊治。诊查：肢体怠惰，手足厥冷，绞痛时必出冷汗，汗出则寒栗不禁，心悸难安，气短身乏。脉沉细而弦，时或间息，舌质胖嫩无苔。辨证：此为阳气衰竭，心失温煦。治则：宜温补心阳。用《金匮要略》人参汤加味主之。处方：白人参 15g，炙甘草 15g，干姜 9g，炒白术 15g，川附片 9g，五灵脂 9g，山楂 9g，乳香 3g，降香 9g，药煎成去滓，充入米醋一匙，趁热服。

二诊：7 月 19 日。上方药连服 3 剂，绞痛未发。面色较红润，表情亦很活跃，与 3 天前相比判若两人。自诉除胸闷、身乏外，无其他异常。脉虽仍沉细，但已不间歇。舌质淡。食欲仍差，两手已不凉，惟两膝以下尚有冷感。心阳已渐恢复，脾肾之阳犹待温补，守方出入续进。处方：白人参 15g，炙甘草 15g，干姜 9g，炒白术 15g，川附片 9g，肉桂 3g，全当归 9g，山楂 9g，陈皮 6g，赤芍 12g。嘱其浓煎连服 10 剂。10 剂药服完后，心绞痛痊愈。

【原按】

人参、甘草、干姜、白术，是人参汤原方，有温补心阳的作用。但据患者病情来看，恐嫌其药力不足，因加川附片 10g，使之寓《伤寒论》治少阴病手足厥冷、脉微欲绝的"四逆汤"之意，同时附片与人参相伍，是《世医得效方》治阳气暴脱的有效方剂；附片与白术、炙甘草相配，又是《金匮要略》所引治卒暴心痛，脉微气弱、身寒自汗的"近效术附汤"。三方配合，用以急救心胸中阳气。本病患者"标本俱急"，故需标本两图，于急救心阳的基础上，再配以"独行散"（《证治准绳》方：五灵脂二两，研细末，温酒调服二钱，治产后血晕，冲心闷绝）、"独圣散"（《医宗金鉴》方：南山楂一两，清水煎，童便砂糖和服，治产后心腹绞痛，血迷心窍，不省人事）诸法，急止其痛。两方都是活血定痛之效验方。乳香、降香通行十二经，具有活血伸筋作用，与五灵脂、山楂配合，能迅速止痛。

摘自：董建华.中国现代名中医医案精粹（2）.人民卫生出版社，2010：340.

案7 李克绍甘草干姜汤案

体校教师刘某，女，年近三旬。

患胸闷气短已数月，愈治愈重，渐至上楼也很吃力。余诊其脉象沉迟，查看病历，所服尽是枳壳、青皮、厚朴等宽胸降气药。瓜蒌仁每剂皆有，初是每剂三四钱，渐增至每剂五六钱、七八钱，粗略统计了一下，共服瓜蒌仁已近1斤，其他破气药尚未统计。此显系开破太过，胸阳受挫，大气下陷。因用甘草干姜汤合张锡纯之升陷汤，去知母加桂枝与服，数服后，症状显著见轻，服至数十剂后，基本痊愈。

摘自：李克绍，李树沛，姜建国.李克绍医学文集.山东科学技术出版社，2006：791

案8 林沛湘桂枝加附子汤案

雍某，女，58岁。

1984年3月16日初诊：阵发性胸痛5天。患者月前曾"感冒"，经过近3周的治疗，症状已基本缓解。5天前因洗澡受凉出现左胸疼痛，时放射到肩部，疼痛为阵发性，每发3~5分钟不等，心电图检查未发现明显异常，服用硝酸甘油及异山梨酯等药症状可缓解，但服药2天后出现头痛、气喘症状，未能坚持服药。现在症见胸痛气紧，每日发作数次到十数次不等，发作1~2分钟，伴心悸，时作恶心呕吐，泛注清涎。诊见面色苍白，向隅而卧，四肢欠温，舌质淡，舌苔白，脉弦细紧而迟。中医诊断为胸痹，证属寒邪凝滞。西医诊断为冠心病心绞痛。治宜温通心阳，方用桂枝汤加味。处方：熟附子10g（先煎），桂枝10g，白芍15g，吴茱萸5g，川芎10g，檀香10g（后下），薤白10g，大枣10g，生姜7g，炙甘草5g。3

剂，水煎服，每日1剂。

1984年3月19日二诊：胸痛大为减少，现仅仅偶有胸痛发作，无明显气紧及心悸，舌质淡，苔白，脉沉细。病已向愈，依脉症所见必用益气通阳养阴之法为治，方用生脉散合桂枝汤化裁。处方：生晒参10g，麦冬15g，五味子7g，黄芪15g，桂枝7g，白芍15g，川芎10g，檀香10g（后下），薤白10g，大枣12g，炙甘草6g。7剂，水煎服，每日1剂。服药后症状消失。

【原按】

外感之初，证虽属热，而过用寒凉之药，亦耗伤阳气，为以后受寒而阻滞心脉留下祸根。寒凝心脉，治疗宜通脉祛寒为主，重在温经通阳，以桂枝汤为主方，药用附子、桂枝、吴茱萸、生姜、檀香等。心肾阳虚之根是肾阴亏虚，寒邪作祟亦夹阴液不足，故阳气得复则要注意补其阴分之虚。二诊时寒邪初去，又合生脉散以养其阴。这体现了林老辨证论治善于平衡阴阳的特点。

摘自：林寿宁. 中国百年百名中医临床家丛书·林沛湘. 中国中医药出版社，2001：46.

案9 颜德馨附子汤案

吴某，女，65岁。

患冠心病心绞痛10余年，近日频发。症见胸闷心痛，痛势彻背，气促心悸，神疲畏寒，动则汗出，大便溏而不畅，舌紫苔薄，脉沉细。迭进活血、祛痰之剂，病情仍反复不已。证属阳虚阴凝，血瘀心脉。方用附子汤加味：熟附子12g，党参9g，白术9g，茯苓9g，葛根9g，丹参15g，赤芍15g，甘草3g，参三七粉、血竭粉各1.5g（吞）。服药1周，胸闷已除，疼痛亦平，续服3个月而停药，疗效巩固。

【原按】

附子汤为治疗少阴寒化之剂，《伤寒论》谓："少阴病，身体痛，手足寒，骨节痛，脉沉者，附子汤主之。"提示此方适宜于各种虚寒性疼痛。方以附子温阳散寒，人参、白术、茯苓甘温益气，芍药和营活血。诸药合用，共奏温经散寒，益气活血之功。冠心病心绞痛及心肌梗死等引起的胸痛，多伴有痛势彻背，神萎乏力，汗时自出，舌淡质紫，脉沉弱等，其实质多属阳虚阴凝。阳虚为本，阴凝为标，立法用药当以温阳为主，解凝为辅，故每以附子汤加减投之。胸闷心悸者，加丹参、葛根；胸痛剧烈者，加参三七、血竭；唇青舌紫者，加莪术、水蛭等。

摘自：颜德馨. 颜德馨临床经验辑要. 中国医药科技出版社，2000，119.

案10　廖浚泉附子汤案

陈某，男，55岁。

初诊：1983年11月7日。主诉及病史：今年1月以来，常因疲劳或睡眠不好而出现心慌，时有气喘。7月份以后常感心前区有压缩感。11月1日中午12时，突发热恶心，继而出现心前区刺痛，放射至左肩部，并伴有头昏心慌，进而住院。患者入院1周，发热、呕吐频作，心前区疼痛，曾吐出蛔虫1条，不进饮食，服西药效果不好，于11月7日请中医会诊。诊查：症见发热1周（体温38.2℃），有汗不解，头痛身痛，呕吐频作，吐出黄绿水及蛔虫1条，心前区刺痛，不能进食，口苦大便秘结，小便短赤。舌苔黄腻，脉沉细而数。辨证：胸痹外感风邪，内夹积滞，蛔虫上犯，胃失降和。治则：拟用表里双解，兼和胃降逆。处方：桂枝尖10g，赤芍10g，独活10g，白芷10g，木香6g，吴茱萸3g，黄连6g，半夏12g，瓜蒌15g，薤白6g，枳实10g，竹茹10g，生姜3片，苏合香丸2丸（早晚各服1丸）。

二诊：发热较减（体温37.5℃），呕吐已止但觉头昏自汗心悸，有时谵语。舌苔厚腻而黄，脉细滑而数。系心阳不足，营卫失调，兼夹湿热痰瘀，拟和营宁神敛汗，兼清热化痰活血。处方：桂枝10g，赤芍10g，龙骨15g，牡蛎15g，瓜蒌仁15g，桃仁10g，红花6g，半夏12g，黄芩6g，生姜3片，大枣5枚，炙甘草4g。

三诊：潮热（体温37.5℃）汗稍减，口渴肢冷，大便6日未行腹胀有矢气，心前区阵痛，口苦食少呕逆，夜卧不安，心烦谵语。舌赤苔黄腻，脉弦滑而数。系肝胆郁热，痰瘀交阻，治当和解兼通腑气。处方：炒柴胡10g，赤白芍各10g，枳实10g，半夏12g，瓜蒌仁15g，丹参15g，川楝子10g，元胡10g，降香6g，甘草3g，礞石滚痰丸10g（分2次吞服），2剂。

四诊：潮热已退，大便畅行2次，有汗，左胸部隐痛，头昏食少，脘腹气胀，精神疲惫，闭目则见异物。舌质淡红苔已退薄，脉沉缓无力。乃心气不足、脾失健运、神不守舍、邪怯正衰之候，治当益气健脾、养心安神。处方：白人参10g，白术15g，朱茯神20g，半夏12g，乌药12g，白蔻仁10g，酸枣仁15g，龙骨15g，牡蛎15g，浮小麦20g，桂圆肉15g。3剂。

五诊：患者凌晨自觉背恶寒，后感烘热，但体温正常，自汗，左胸闷痛，头昏神疲，腰膝酸软无力。舌质淡红苔薄白，脉沉细尺部弱。系病后心阳不足、营卫不和、脾肾亦虚，治当温阳和营，兼补脾肾。处方：川附片30g（开水先煎），桂枝10g，杭芍15g，丹参15g，明党参15g，白术15g，续断15g，巴戟12g。连用药6剂，诸恙悉平，遂出院回家休养，继续门诊调治。2年后随访，病未发作，身体康复。

【原按】

冠心病心绞痛为老年人常见疾患，本病初发为表里不清、胃失和降，故发热身痛，呕吐频作，以桂枝汤解表和营；由于胃气上逆，故去方中之甘草、大枣等滋腻之品，加左金丸、木香、枳实、竹茹、陈皮疏肝理气、降逆止呕，瓜蒌薤白半夏汤治胸痹，苏合香丸辛温开窍，缓解心痛。继则潮热有汗，大便闭结，以少阳里实为重，故用四逆散加味调达肝经郁热，礞石滚痰丸导滞泻下，使实邪痰瘀消除。由于采用以泻为补之法，故脉静身凉。嗣后邪怯正虚，心神失守，自汗心悸，方用扶正安神。阳虚则背恶寒，以附子汤为主，加调和营卫之桂枝汤，并加寄生、续断、巴戟以补肾壮腰。本病为本虚标实，应从病机转化而辨证施治，分清标本先后，遣方用药切当，故能使患者迅速痊愈。

摘自：董建华．中国现代名中医医案精粹（2）．人民卫生出版社，2010：588.

案11　李克绍四逆加人参汤案

张某，女，年40岁余，保健大夫。

10年前感觉胸闷，找西医检查，诊断为不明原因低血压症，治疗1年无效，请中医诊治。主诉：胸闷气短，舌淡，脉沉迟，四肢发凉。证为胸中寒饮，阻遏胸阳，治宜温阳化饮。予以四逆加人参汤：红人参9g，干姜15g，炮附子9g，炙甘草9g（水煎服）。服药1剂，症状显著减轻，连服1周，诸症消失，至今已近10年，血压一直正常。

摘自：李克绍，李树沛，姜建国．李克绍医学文集．山东科学技术出版社，2006：794

案12　黄文东桂枝加芍药汤案

刘某某，男，57岁。

1975年2月18日初诊：胸闷不舒，偶有胸痛，心悸不宁，睡眠尚好，大便干结。近日感冒，略有怕冷咳嗽。舌苔腻，脉结代。患者在1972年因胸闷胸痛做心电图检查正常；1973年5月及1974年4月做运动试验均为阴性，室性期前收缩。证属胸阳不振、气滞血瘀所致。治拟通阳理气，活血化瘀。炙甘草三钱，桂枝一钱半，赤芍五钱，茶树根一两，红花二钱，郁金三钱，瓜蒌皮四钱，川朴二钱，陈皮二钱。6剂。

2月25日二诊：患者诉近日胸痛胸闷加剧，临寐胸前有重压感。咳已止，大便转润。舌苔薄黄，脉细未见结代。再予前法出入。炙甘草三钱，桂枝一钱半，赤芍五钱，茶树根一两，延胡索五钱，木香三钱，香附三钱，瓜蒌皮四钱。10剂。

3月6日三诊：胸闷胸痛已减轻，夜寐梦扰，左足略肿，大便偏干。苔薄腻，脉细。再守原意。原方加茯苓四钱，瓜蒌皮改为五钱。服用10剂，胸痛续见减轻，胸闷基本消失。给予成药调理。

【原按】

胸痛胸闷皆由胸阳不振、气机不畅所致，病延日久则气血瘀滞；脉结代亦为心阳不足、脉络痹阻之征。初诊以炙甘草配桂枝温通心阳为主，瓜蒌、郁金、川朴、陈皮行气开郁，赤芍、红花活血化瘀。二诊因闷痛加剧，加香附、木香、延胡索以理气止痛。三诊起病情逐渐减轻，故用成药巩固疗效。

摘自：上海中医学院附属龙华医院. 黄文东医案. 上海科学技术出版社，2008：63

案13 焦树德桂枝加桂汤案

刘某某，男，45岁。

10个多月来，每日发生多次（最少1次）心前区疼痛，不敢动，有"欲死"之感，同时还有头晕、气短、心悸，每次约持续数分钟至数小时。发作时，自觉有一股凉气从小腹往上冲至咽喉，冲至心脏时则心跳加快（180~200次/分钟），心中难受欲死。如冲不到心脏则腹胀、头晕、头胀、嗳气，矢气后则舒。食纳尚可，睡眠不佳，大便干，尿黄。曾住过4个医院，做心电图12次，均诊为阵发性室上性心动过速。经多种西药治疗均未见效。1972年6月1日至18日，曾经3次中医治疗，服滋阴养血、安神宁心之剂，以炙甘草汤加重镇安神药，连服16剂，未见好转，胸闷、腹胀加重，心动过速，发作频繁。故今日特来求治。观其神情带有着急害怕之状，舌苔薄白，脉象弦。血压 120/80mmHg。辨证：心阳虚，肾气寒，心肾不能既济，寒邪乘虚上犯，心脉痹阻发为奔豚心痹。治则：助心阳，暖肾气，温经活络。处方：桂枝 9g，白芍 9g，紫肉桂 6g，炙甘草 6g，生姜 9g，大枣 5 枚。水煎服。3 剂。

二诊：患者药后自觉心脏舒服，没有凉气从下往上冲，仅感心脏处发凉。服此药后，没有发生过心动过速。舌苔薄白，脉弦。脉搏 80 次/分钟，律齐。再投原方 3 剂。

三诊：患者反映一直未再发生心动过速，胸闷、头胀、气短等症状均消除，仅仅偶有凉气从胃脘部上窜，但不难受。脉搏 76 次/分钟，律齐。舌苔正常，脉象较为和缓，已不弦。上方加苏梗 6g，生龙骨、生牡蛎各 30g（先煎）。3 剂。

四诊：患者心动过速、心痛等均未再发生。要求上班工作，嘱再服中药 3 剂，即可上班工作。处方：桂枝 9g，赤芍 9g，紫油肉桂 6g，生姜 9g，大枣 5 枚，生龙骨、生牡蛎各 30g（先煎），紫石英 15g，苏子 9g。3 剂。以后未再犯病。

摘自：焦树德. 中国百年百名中医临床家丛书·焦树德. 中国中医药出版社，2010：76-77.

案 14 宋鹭冰当归四逆汤案

孙某，女，38 岁。

初诊：1973 年 2 月。主诉及病史：近年来时感胸闷，心悸，短气，胸痛，形寒畏冷，手足不温，尤以双下肢冷痛为苦，病发时冷汗自出，难受异常。舌苔淡白，脉沉细无力，寸部隐伏难寻。辨证：心阳不足、阴血凝滞之胸痹。方用当归四逆、参附龙牡汤合方。处方：红人参 6g，制附片 10g，黄芪 31g，当归 10g，细辛 3g，丹参 24g，红花 6g，生姜 10g，大枣

10g。4 剂。服上药 4 剂后，全身不复怕冷，手足转暖，胸痛大减，饭后胸闷、心悸、冷汗仍不时出现。原方加生龙骨、生牡蛎各 18g 以镇敛固摄，继服药 4 剂后症状消失。以益气通瘀之剂善后，诸恙大安。

【原按】

心气素虚之体，卫外之力常不足，气虚则血液运行受阻，稍不慎，风寒乘之则脉络闭塞不通，此胸闷、胸痛、气短之所由作也。苔白脉沉，冷汗自出，显系心阳不足。本宜参附龙牡之品以固护心阳，但因患者双下肢经常冷痛，手足不温，故用当归四逆汤温经通滞，与参附龙牡汤合用，则心阳得振；再加黄芪合当归补血，丹参、红花祛瘀，去木通之苦寒不用，恐其有损心阳之弊。

摘自：董建华.中国现代名中医医案精粹（1）.人民卫生出版社，2010：679.

案 15　秦伯未炙甘草汤案

患者，女，43 岁。

主诉及病史：心前区微痛，胸闷，呼吸困难，头晕，疲劳，睡眠多梦，已有 2 年。舌净，脉沉细弱。治则：拟调养心气为主。方用党参、麦冬、阿胶、桂枝、丹参、远志、酸枣仁、红枣、郁金。服上方药 6 剂后，心前痛见轻。依此加减，自觉症状均有明显好转。经过 4 个月的治疗，除特殊原因感到疲劳外，心前痛从未复发。

摘自：董建华.中国现代名中医医案精粹（2）.人民卫生出版社，2010：293.

结　语

胸痹属本虚标实，治疗当从补虚、豁痰、祛瘀三方面入手。

豁痰通脉宜选瓜蒌薤白白酒汤、瓜蒌薤白桂枝汤、瓜蒌薤白半夏汤。心中痞塞，为水气痰饮，合用橘枳姜汤。胸阳不足，痰饮上乘，乏力、面色暗淡无华，舌淡苔白，合苓桂术甘汤。

若胸痹脉沉弱宜温阳散寒为主，宜人参汤、甘草干姜汤。人参汤又名理中汤，由人参、甘草、干姜、白术组成，有温中健脾散寒之功。但其药力不足，临床常加川附片。本方可配以独行散、独圣散，活血定痛。若大气下陷合张锡纯之升陷汤。

寒邪凝滞心脉之胸痹，面色苍白，四肢欠温，脉弦紧而迟，用桂枝加附子汤。

恶寒，肢冷，腰膝酸软无力，脉沉细尺部弱，阳气不足，寒湿内停，宜附子汤，临床可合桂枝汤。附子汤适宜于各种虚寒性疼痛。冠心病心绞痛及心肌梗死等引起的胸痛，多属阳虚阴凝，故以附子汤加减治疗。胸闷心悸者，加丹参、葛根；胸痛剧烈者，加参三七、血竭；唇青舌紫者，加莪术、水蛭等。病急重者，可用四逆汤。

胸痛由胸阳不振、气机不畅所致，病延日久则气血瘀滞，常用桂枝汤（重用赤芍）治疗。可加瓜蒌化痰，红花活血化瘀，香附、木香、延胡索理气止痛。若伴有气从小腹往上冲至咽喉，脉弦者，宜桂枝加桂汤，焦树德常加肉桂。阳气不足，风寒外袭，则脉络闭塞不通，可发为胸痹。症见肢冷，汗自出，苔白脉沉无力，用当归四逆汤温经通滞。

胸痹病久阳气、阴血俱虚，宜炙甘草汤。方中的生地、麦冬、阿胶养心血，人参、桂枝扶心阳，切合于心痛的发病机制。常加活血祛瘀药物，如丹参、三七、西红花、郁金等。治心绞痛要养血、扶阳和活血，需根据具体病情分出主次。如虚弱比较明显的，应养血扶阳为主，佐以丹参、郁金；疼痛比较频繁的，应活血为主，佐以生地、阿胶；在巩固阶段又可用人参和三七研粉常服。扶心阳以桂枝为主，结合人参；如果受寒痛频，可酌加细辛温经。也有胸闷连及中脘或饱食后心痛易作者，宜加薤白、瓜蒌和中；或胸闷窒塞、气短欲绝者，亦可加旋覆花、香附。

第二章 | 心 悸

　　心悸是指感觉心中悸动，不能自主的一类症状。本病多由阳气不足，阴血亏虚，心失所养，常兼痰饮、瘀血阻滞，心脉不畅。张仲景有心悸、心动悸、心下悸、心中悸、惊悸等名称，并在《金匮要略·惊悸吐衄下血胸满瘀血病脉证治》篇作了专门论述，张仲景对心悸的辨证处方已经较为系统，如桂枝甘草汤温补心阳，苓桂术甘、真武汤温阳利水，小建中汤、炙甘草汤调和阴阳，小半夏加茯苓汤降逆和胃，小柴胡汤、四逆散和解枢机等，为今天临床治疗提供了依据。

　　心悸以补虚为主要治疗原则，佐以化痰涤饮、活血化瘀，因其以心神不安为主要表现，故需要适当配合安神之品。

案1　颜德馨甘麦大枣汤案

朱某，女，46岁。

　　患心悸5年余。年幼时常发扁桃体炎，17岁时手术切除，近年先后罹患窦性心动过速、强直性脊柱炎、高血压及月经不调（有血块）等病。2004年年底心慌加重，血压升高持续不降，后服中药血压下降至正常，头痛缓解，但心慌不已，两腿无力，寐艰，纳可，二便调，身热汗出。目前服用丹参片、美托洛尔、珍宝丸。患者心悸有年，合并高血压，始而头痛，腰酸腿软，经事紊乱，面部潮红，身热多汗。脉弦滑而数，舌红苔薄。冲任有亏，相火偏旺，心失所养，拟调理冲任，安神定悸，予二仙汤合甘麦大枣汤加味。仙茅9g，仙灵脾15g，巴戟天9g，当归9g，黄柏9g，知母9g，炙甘草9g，淮小麦30g，大枣6枚，百合30g，怀牛膝9g，远志9g，五味子9g，麦冬9g，桑寄生15g，太子参15g，珍珠粉1.0g（吞），琥珀粉1g（吞）。14剂，水煎服，日1剂，分2次服。

二诊：药后心悸间有发作，月事超前而至，头痛、形寒、血块及腹痛已无，但面部潮红，有汗，夜寐欠安，脉小数，舌红少津，冲任不足，肝家气火有余，再取二仙汤合丹栀逍遥法。药后随访，心慌、烘热出汗、腰酸等均好转。

【原按】

患者自幼多病，体质素弱，近年来又罹患强直性脊柱炎与高血压，月经延时而至，腰酸腿软，面部潮红，身热多汗，肝肾亏虚冲任失调显然。治疗女性患病，即使所患为内科病，颜德馨教授亦重视询问月经等女性特有的生理现象，以了解冲任情况。因为冲任失调可导致众多女科、内科疾病，而治疗之要也在于调节冲任。仙茅、仙灵脾温肾益冲任，黄柏、知母滋阴泻相火，二组药物配伍有相反相成之妙，佐以巴戟天补肾、当归养血，具有调和阴阳、调节冲任的功效。心悸胸闷者合甘麦大枣汤，头痛烦躁者合丹栀逍遥散，多有验者。

摘自：颜乾麟.颜德馨心脑血管病医论医案选.科学出版社，2011：131-132.

案2 邢锡波桂枝汤案

王某，女，26岁，工人。

近1个月来心悸无力，周身不适，时有寒热，月经、二便、饮食均正常。舌淡少苔，脉弦缓。辨证：中虚营卫失和。治则：调和营卫。处方：

桂枝 10g，白芍 10g，生姜 10g，甘草 6g，大枣 3 枚。服药 2 剂，悸减，食增，但其身仍无力，寐中多梦，时作寒热，当为中气不足之故，复拟小建中汤加味治之。处方：生龙骨、生牡蛎各 15g，白芍 15g，桂枝 10g，当归 10g，生姜 10g，炙甘草 10g，白薇 6g，大枣 3 枚。小建中汤以建立中气，壮其营卫生化之源，加白薇、生龙骨、生牡蛎以滋阴潜阳，除虚热，镇静安神。服药 3 剂，心悸、寒热已告痊愈，只觉午后困倦，别无他症，此营卫调和，中州得以健运，仍以原方减白芍 3g，因其营卫调和困倦已解。

【原按】

患者虽心悸而不惊，且兼有寒热，为洒淅恶寒，而抚之不热，脉弦而缓，此非外邪所为，乃中虚营卫不和之故也，必先调其营卫，然营卫之源则在中焦，营卫不和必影响中焦生化之源，故当顾其中州，调营卫以桂枝汤，再于方内加饴糖甘味以建立中土，法取捷径，方药灵机，病速收效。

摘自：邢锡波. 邢锡波医案集. 人民军医出版社，1991：2.

案 3　潘澄濂桂枝汤案

谢某，女，32 岁。

产后未满月，因罹患感冒，自服阿司匹林，遂汗出如淋，神疲心悸，肢冷。脉微，舌质淡而干。显因阳越于外，液耗于内，急投回阳固脱，益气敛阴法。药用桂枝、白芍、淡附片、生晒参、麦冬、五味子、茯神、陈皮、炙甘草等。进服 1 剂，汗止肢温脉复。嗣以桂苓草枣合生脉饮加减，调治 10 余日，恢复健康。

摘自：盛增秀. 中国百年百名中医临床家丛书·潘澄濂. 中国中医药出版社，2001：288.

案 4　夏锦堂桂枝加龙骨牡蛎汤案

张某，男，40 岁。

初诊：1976 年 6 月 3 日，主诉及病史：发热 8 天，伴有心悸汗出。患者于 5 年前罹有风湿性心脏病。平素经常心悸气短，易感冒，体力日渐虚弱。1 周前因感冒，发烧 38.9℃，服用中西药治疗数日，烧不退，心悸、气急加重，伴恶寒、鼻塞、咳嗽、动则汗出、乏力、上下肢发凉、语音低微、口干欲饮、失眠多梦、经常梦遗滑精、精神疲乏。舌红少苔，脉细弱而数。心尖区有收缩期杂音。辨证：心肾两虚，又感外邪。治则：解表散邪，扶阳敛阴。处方：桂枝 15g，白芍 15g，甘草 9g，煅龙骨 30g，煅牡蛎 30g，党参 10g，麦冬 10g，熟附片 5g，生姜 3 片，大枣 5 枚。3 剂。

二诊：上药颇合病机，服后恶寒即退，体温下降到 37.7℃，汗出亦收，睡眠较好，但仍心悸气短，身乏力。显系外邪渐退，心阳未复。处方：桂枝 15g，白芍 15g，甘草 9g，煅龙骨 30g，煅牡蛎 30g，党参 20g，麦冬 9g，熟附片 5g，生姜 3 片，大枣 5 枚，五味子 9g。6 剂。

三诊：药后热已退，精神好转，身觉有力，梦遗多日未犯，心悸气短亦基本缓解。舌淡红略有薄苔，脉细无力。病情稳定，改汤为丸，巩固疗效。处方：桂枝 15g，白芍 15g，甘草 9g，煅龙骨 30g，煅牡蛎 30g，党参 20g，麦冬 9g，熟附片 5g，五味子 9g。按上方取药 10 剂，共为细末，炼蜜为丸，每丸 6g，日服 2 次。服药半年后，患者函告，心跳气短基本未发，身健有力，亦不常感冒，惟西医听诊，心尖区仍可闻及杂音。

【原按】

本例先患心悸，后病发热。心悸属内伤，发热属外感，是内伤兼外感之候。内伤是心肾阴阳两虚，尤侧重于阳虚。心肾阳虚不能固摄肾阴，肾阴虚不能涵养心肾之阳，因而心悸、气短、汗出、肢冷、失眠、遗精。桂枝加龙骨牡蛎汤，解肌散邪，调和营卫，又能扶助心阳，固摄肾精。而配以参附片，则扶阳之力更强，因而三诊后，不仅外感解，而且心悸、气短、遗精等内伤征象亦随之消退。

摘自：董建华 王永炎.中国现代名中医医案精粹（4）.人民卫生出版社，2010：220-221.

案5　颜德馨桂枝甘草龙骨牡蛎汤案

董某，女，52岁。

患风湿性心脏病16年，近月来因感冒而引发心悸、胸闷、气促、肢肿。超声心动图示：二尖瓣狭窄与关闭不全。心脏听诊可闻及Ⅲ级收缩期杂音及Ⅱ级舒张期杂音。初诊：患者心悸不宁，胸闷气促，咳嗽，咯出白色泡沫样痰液，面浮肢肿，小便量少，腹鸣便溏，完谷不化，唇绀。舌紫苔白，脉沉细结代。辨证：心阳不振，瘀浊内困，气机受制，生化无权。治则：温运心阳，活血通脉。处方：淡附片6g，炙甘草6g，桂枝4.5g，煅龙牡各30g，茯苓9g，酸枣仁9g，党参9g，淮小麦30g，远志9g，百合9g，白术9g，丹参15g，琥珀粉1.5g（吞）。7剂。

二诊：患者心悸气促明显改善，精神亦振，大便成形，水肿消退大半，而阳气初复，血瘀未消，活血通痹法赓进。7剂。上方出入治疗2个月有余，诸症次第消失，偶尔有心悸、肢体作痛，入夜难寐。原方增损，21剂。心血得养，心气得畅，心悸遂解。

【原按】

风湿性心脏病可归入"水气病"范畴，另外添入"心主血，合脉"，以及"久病必有瘀"的认识，决其水肿乃"血不利则为水"所致。凡心瓣膜受损，治疗自非简易，但能把握心阳不振、瘀血内停这一主要病机，投以桂枝甘草汤、附子汤加减增损，多具巧思，定能奏效，其间又参合《外台秘要》二加龙骨牡蛎汤、甘麦大枣汤等，寓阴阳互生之理。三诊加入归脾汤意补益心脾，为风心之治疗立一章法。

摘自：颜乾麟.颜德馨中医心脑病诊治精粹.人民卫生出版社，2009：159.

案6　盛循卿桂枝加桂汤案

徐某，女，25岁。

初诊：1972年5月14日。主诉及病史：产后2个月，因惊恐而起，心悸不宁，先有呕吐，继则腹痛，发时自觉有块从少腹上冲至胸，苦闷甚剧，发后痛止块消。延来2个月，经治朱效。诊查：精神萎弱，夜寐惊恐，畏寒肢冷，脉象细弦，舌苔白腻。辨证：病属奔豚。治拟桂枝加桂汤助阳散寒平冲。处方：桂枝9g，炒白芍4.5g，炙甘草4.5g，柴胡4.5g，生姜2片，郁金9g，红枣3枚。

二诊：前方药连进2剂，冲气已减，饮食略思，神色转佳。仍守原意，再进3剂而愈。

【原按】

本例奔豚为产后体虚，受惊感寒，惊恐伤肾，寒邪客于下焦，阴邪上逆而成，故拟以温中散寒、助阳降逆之桂枝加桂汤而取效。

摘自：董建华．中国现代名中医医案精粹（1）．人民卫生出版社，2010：240.

案7　邢锡波桂枝甘草汤案

黄某，58岁。

平素心脏衰弱，患太阳中风，服疏表解肌之剂，汗出多，而病不解，迁延多日，屡经发汗，胸阳损伤，有时心悸气短，头部眩晕，心悸重时则慌乱不敢仰息，身倦食少，精神不振。诊其脉沉细无力，左寸尤甚。此乃患病日久，气血较虚，更兼屡次发汗，心阳虚损，故心悸气短，头部眩晕。《内经》认为"上虚则眩"。上虚则心阳虚不能迫血上行所致，心悸气短是其明证。故以桂枝甘草汤，佐以养心安神之品与之。处方：肉桂6g，甘草15g，茯神12g，当归10g，野党参12g，生姜3g，大枣10枚。服药后，心悸稍安，而气短、头眩减轻。惟夜间不能安然入睡，须辗转床头 2 小时方能蒙眬欲入寐。此心气浮越不敛之故，于前方加酸枣仁 15g，元参 12g，育阴气而敛虚阳。连服 3 剂，则诸症均减，食欲增加，精神逐渐清健，后以养心健胃之剂，调理而愈。之后曾遇此多例，用时方柏子养心丹，变丸剂为汤剂，效果亦很好，即是师其意，而不用其方。

【原按】

桂枝除辛温解肌之外，《神农本草经》谓其能"补中益气"。《名医别录》谓：能"温筋通脉"。是其有促进循环、补益心阳的作用，所以在临床习惯上，认为桂枝是一种滋养强壮药。体验本品（油桂）有畅通循环、扶益心阳的作用。甘草，《神农本草经》谓："坚筋骨，长肌肉，倍力气"，为健脾益气之品，而对心气之补益，从临床体验中，确有显著的效果。故《伤寒论》治心悸动，脉结代，用甘草为君药。四逆汤治四肢厥逆，亦将甘草置于首位，都说明甘草有促进循环、补益心气的作用。柯韵伯称本方为补心气之峻剂，更足以说明桂枝、甘草补益心气之功能。惟《伤寒论》和《金匮要略》用桂诸方，仲景皆作桂枝，而《千金方》、《外台秘要》，则或作桂或作桂心，或作桂枝，细之，殊无几例。知古人对于桂枝、肉桂通用也。今则用之习俗，凡温补降纳之剂，例用肉桂，而疏风宣表，概用桂枝。根据本方使用之范围，似以肉桂为宜。桂枝甘草汤为治心阳不足、心悸之方，使用时以脉沉细，或沉微为适宜。若脉象虚数，服后常有心烦不宁之现象。在脉微弱，自汗出，四肢逆冷之心阳衰弱证，必须加附子，效果方能显著。

摘自：邢锡波．邢锡波伤寒论临床实验录．人民军医出版社，2012：98.

案 8　钟育衡桂枝甘草汤案

姚某，女，26 岁。

1980 年 6 月 20 日初诊：患者产后 10 日发热、恶寒、头痛、项背痛，自服止痛片 2 片，汗出症减，又服止痛片 2 片，大汗淋漓，继而精神恍惚，身倦乏力，气短，心悸，经西医抢救好转，但心悸不止。病发距今已半月余。诊查：现症心悸，夜寐欠佳，畏寒。脉虚数，舌质淡苔白。辨证：产后气血不足，复因大汗伤及心阳。治则：温扶心阳。处方：桂枝 15g，炙甘草 10g。3 剂，每日 1 剂，水煎分 2 次温服。

二诊：服药后心悸大减，畏寒已无，睡眠好转。投益气温阳之法，以善其后。处方：黄芪 15g，桂枝 10g，白芍 15g，炙甘草 10g，生姜 3g，大枣 9 枚。2 剂，每日 1 剂，水煎分 2 次温服。

【原按】

汗为心之液，汗多心阳被伤，用辛甘化阳法而愈，足以证明仲景之方用之得当，可收立竿见影之效。

摘自：董建华．中国现代名中医医案精粹（2）．人民卫生出版社，2010，459.

案 9　程门雪瓜蒌薤白半夏汤案

郑某某，女，成年。

初诊：1971 年 9 月 14 日。心动悸，胸满闷时痛，时眩，寐不安，梦多。苔薄，脉弦细。拟瓜蒌薤白半夏汤、丹参饮加味。处方：薤白头三钱，瓜蒌皮三钱，丹参五钱，白檀香八分，广木香八分，云茯苓三钱，制半夏三钱，陈广皮一钱半，干菖蒲一钱，酒炒黄芩一钱半。

二诊：诸恙见减，原方加川桂枝五分。

【原按】

本例用《金匮要略》瓜蒌薤白半夏汤和《医宗金鉴》丹参饮，治心动悸，胸满闷痛，取得疗效。胸气郁痹则中阳不展，心络瘀阻则心气结滞，必致痰湿留聚。程老用二陈法佐以化痰湿，很有意义。

摘自：上海中医学院．程门雪医案．上海科学技术出版社，2008：68-69.

案 10　刘赤选苓桂术甘汤案

李某，女，40 岁。

初诊：1973 年 6 月 8 日。主诉及病史：患者素有高血压 140~160/90~120mmHg。经常头晕眼花，近日心前区痛（每日发作数次），伴有气短、惊悸，后头脑痛，腰酸痛，肢体浮肿，大便带泡沫，小便短少。舌淡苔少，脉细而弱。心电图检查，诊断为心肌劳损。辨证：心脾阳虚，痰饮停积。治则：温阳补气，消痰利水。用苓桂术甘汤加味。处方：桂枝 12g，白术 15g，茯苓 18g，炙甘草 9g，党参 15g，当归 12g。3 剂。

二诊：6 月 21 日。前症稍觉减轻，惟浮肿未消，并见呕吐。用苓桂术甘汤合小半夏加茯苓汤。处方：桂枝 12g，白术 18g，法半夏 12g，生姜 18g，茯苓 24g，炙甘草 9g。3 剂。

三诊：6 月 25 日。惊悸、心痛次数均减少，浮肿消失，呕吐亦止。但仍觉头晕、眼花、头痛、腰酸。舌淡苔白，脉细无力。此属痰饮已去，惟心脾气虚，肝风内动。治宜补益心脾，养神息风。用苓桂术甘汤加味。处方：远志 9g，桂枝 18g，白术 18g，茯苓 24g，炙甘草 9g，天麻 9g。3 剂，药后诸症消失，血压下降。

【原按】

本病以心痛、惊悸、气短为主症，同时又有头晕、眼花等血压升高之症，故不宜用党参、当归等升高血压之药物，因此初次服药 3 剂效果不明显，反而引起呕吐。二诊用苓桂术甘汤合小半夏加茯苓汤消痰散水，于是浮肿消失，胸痛、惊悸亦减轻。此案用桂枝、生姜、法半夏等壮心阳、除痰，以通心脉，定惊悸；用白术、茯苓、甘草以健脾补气，助其化源；最后因风动未除，故加天麻、远志以宁神息风，止其晕眩，痛暂告痊愈。

摘自：董建华. 中国现代名中医医案精粹（1）. 人民卫生出版社，2010：373.

案 11　刘渡舟猪苓汤案

刘某某，男，64 岁。

患者发热 38.8℃，心悸，胸满憋气。经北京某大医院确诊为"结核性心包积液"。周身浮肿，小便不利，虽服利尿药，仍然涓滴不利。听诊：心音遥远；叩诊：心浊音界向左下扩大。给予抗结核药物治疗，同时输入"白蛋白"。经治 2 周有余，发热与水肿稍有减轻，惟心包积液反有增无减，虽经穿刺抽液急救，但积液随抽随涨，反使病情逐渐加重。医院已下病危通知书。经友人介绍，延请刘老会诊。其症低热不退，心悸胸满，小便不利，口渴欲饮，咳嗽泛恶，不欲饮食，心烦寐少。脉来弦细而数，舌红少苔。刘老根据舌红、脉细、心烦、尿少的特点，以及咳、呕、渴、肿的发病规律，辨为少阴阴虚，热与水结之证，治以养阴清热，利水疏结之法，乃用猪苓汤。处方：猪苓 20g，茯苓 30g，泽泻 20g，阿胶 12g（烊化），滑石 16g。服至第 3 剂，则小便畅利，势如潴水，而心胸悸、满、憋闷等症，爽然而愈。刘老认为方已中鹄，不事更改，应守方再进，毕其功于一役。服至 20 余日，经检查：心包积液完全消尽，血压 120/75mmHg，心率 70 次/分，心音正常，浮肿消退，病愈出院。

【原按】

猪苓汤在《伤寒论》见于阳明、少阴两篇：一治脉浮发热，渴而小便不利；一治下利咳而呕渴，心烦不得寐。显示了本证有热有水，而又有阴虚之象。肾有主水功能，在于肾阴与肾阳的协调平衡，互相支持，共同合作。如果阳虚而生寒，或阴虚而生热，则使主水功能受挫，便可发生小便不利、水气泛滥之证。仲景对少阴阴虚而生火者，则用黄连阿胶鸡子黄汤；少阴阴虚而生水者，则用猪苓汤。两方皆用阿胶以育肾，颇能耐人寻味。

摘自：陈明．刘渡舟临证验案精选．学苑出版社，1996：114.

案 12　周仲瑛理中汤案

范某，女，26 岁。

初诊：1988 年 9 月 17 日。主诉：心悸半月。其半月前受凉后出现急性腹泻，经治腹泻渐止，继则胸闷心慌、心悸，心前区不适，寐差梦多，胃脘疼痛，食纳不振，便溏不实，苔薄腻，脉细弱。心电图检查：低电压，偶见室性期前收缩，血沉 22mm/h。辨证：脾阳受损，心气虚弱。治则：温理中焦，益气养心。处方：制附片 5g，炙甘草 5g，淡干姜 5g，党参 12g，焦白术 10g，石菖蒲 10g，丹参 10g，砂仁 3g（后下），炙远志 5g，白檀香 2g。7 剂，水煎服。

二诊：1988 年 9 月 24 日。药后胸闷、心悸、心慌若失，大便成形，夜寐亦安，惟稍感脘痞，纳谷欠香。查心电图、血沉均正常。继予原方药去远志，加生山楂肉 10g，调理脾胃善后。

【原按】

心悸一证，虽曰主在心之本脏，但辨证论治应以整体观念为前提。如本案因受寒泄泻，失于调治，损伤脾阳。脾阳虚弱，宗气乏源，心失温养，而致心气不足，心阳不振，心脉失调，心营不畅，因而重在治脾，投附子理中汤温补脾阳，斡旋中州，配丹参、菖蒲、远志等宽胸理气、活血通脉，脾胃阳气振复，宗气贯注心脉，则心悸自愈。

摘自：董建华. 中国现代名中医医案精粹（3）. 人民卫生出版社，2010：383.

案 13　刘渡舟真武汤案

孙某，男，53 岁。

1991 年 5 月 25 日初诊：患者有风湿性心脏病史，近因外感风寒，病情加重。心动悸，胸憋喘促，咳吐泡沫状白痰量多。昼夜不能平卧，起则头眩。四末厥冷，腹胀，小便短少，腰以下肿，按之凹陷不起。食少呕恶，大便干结。视其口唇青紫，面色黧黑，舌白滑，脉结。西医诊为风湿性心脏病，充血性心力衰竭，心功能Ⅳ级。刘老辨为心、脾、肾三脏阳虚阴盛而水寒不化之证。治当温阳利水，方用真武汤加味。附子10g，茯苓30g，生姜10g，白术10g，白芍10g，红人参6g，泽泻20g。

服3剂后，小便增多，咳嗽锐减，心悸腿肿见轻。续用真武汤与苓桂术甘汤合方，温补心、脾、肾三脏，扶阳利水。附子12g，茯苓30g，生姜10g，白芍10g，白术12g，桂枝6g，炙甘草10g，党参15g，泽泻15g，干姜6g。服上方10余剂，小便自利，浮肿消退，心悸、胸闷等症已除，夜能平卧。唯觉口渴，转方用春泽汤：党参15g，桂枝15g，茯苓30g，猪苓20g，泽泻20g，白术10g。从此而病愈。

【原按】

水为阴，其代谢过程必须经过肺、脾、肾三脏的气化功能，其中尤以肾气为关键。若肺失宣降，不能通调水道；脾失健运，不能运化水湿；肾失开合，不能化气行水，则可致水湿内停而发为水气病。而三脏之中，因"肾主水""为胃之关"，关门不利，则聚水而成病。本案为脾肾阳衰阴盛，水气不化，水寒之邪由下而上，从内至外，由表及里，或上或下，浩浩乎泛滥成灾。若水气上凌于心，则见心悸动，胸憋闷；水随少阴经上射于肺，则咳嗽、痰多、不能平卧；水气上攻于胃，则呕吐食少；水饮上犯清窍，则头目眩晕；膀胱气化不利，则小便不畅。治疗之法：一要温补肾阳，二须利其水邪。真武汤功专扶阳消阴，驱寒镇水。方中附子辛热下温肾阳，使水有所主；白术燥湿健脾，使水有所制；生姜宣散，佐附子以助阳，是主水之中而又有散寒之意；茯苓淡渗，佐白术以健脾，是制水之中而有利于水外出之功。妙义在于芍药，一举数用。一可敛阴和营，二可制附子之刚燥，三可利尿去水。《神农本草经》云芍药能"利小便"而有行阴利水之功。本方对肺源性心脏病、风湿性心脏病续发心力衰竭的肢体浮肿、心悸、腹胀，都有可靠的疗效。

摘自：陈明. 刘渡舟临证验案精选. 学苑出版社，1996：32.

案14 刘渡舟麻黄附子细辛汤案

盛某某，男，65岁。

1994年12月8日就诊。有"冠心病"史。每遇入冬，天气严寒之时，出现心律过缓，不满40次/分，心悸不安，胸中憋闷，后背恶寒。舌淡嫩、苔白，脉沉迟无力。辨证：脉沉迟为阴为寒，寒则血脉不温，阴霾用事，背为阳府，而虚其护，则心肺功能失其正常，故见胸满背寒之变。处方：附子12g，麻黄3g，细辛3g，红人参12g，麦冬20g，五味子10g。服尽3剂，脉增至一息四至。又服3剂，则心悸、气短、胸满、背寒等症消除，脉搏增至一息五至而愈。

【原按】

心主血脉，为阳中之太阳，临床治疗心脏病，不能局限于"心血管"的一个侧面，当重视心阳不足、阴寒痹阻的病理变化。心脏病出现心搏频率下降，脉来迟缓，心胸发满，后背寒冷，反映了心之阳气不足，阴寒之气充盛，得以乘其阳位。本方为麻黄附子细辛汤与生脉饮合方。启用力大气雄的附子，直补离宫心阳之虚，振奋心脏功能，为治本之道。麻黄、细辛在附子的督促之下温经散寒，以扫长空之阴霾，温煦膻宫，复苏心肺气血之功能而为佐使。生脉饮为《内外伤辨惑论》方，方中三药，一补，一清，一敛。功专益气敛汗，养阴生津，善治热伤元气，气阴两伤，汗多体倦，气短口渴，久咳伤肺，心悸短气等症。刘老在临床治疗心脏病的心律过缓，脉来迟涩，心悸气短，胸满背寒，常用麻黄附子细辛汤与生脉饮合方，在兴奋心阳之余，以滋润心肺之阴。两方合用，能起到颉颃与相互为用的作用，临床效果极佳。

摘自：陈明. 刘渡舟临证验案精选. 学苑出版社，1996：36.

案15　程门雪炙甘草汤案

诸某，男，14 岁。

1958 年 7 月 7 日初诊：心动悸，寒热不清。脉弦，舌红。书云："左乳之下，其动应衣，宗气泄也。"拟炙甘草汤加味。酒洗大生地四钱，潞党参一钱半，阿胶珠二钱，泡麦冬三钱，炙甘草一钱，淮小麦五钱，柏子仁三钱，川桂枝五分，炒白芍一钱半，红枣四枚。

二诊：左乳之下，其动应衣，宗气泄也。脉弦，舌红。炙甘草汤加味，续进以治。酒洗大生地八钱，潞党参三钱，阿胶珠三钱，泡麦冬三钱，炙甘草二钱，淮小麦一两，柏子仁三钱，炒牡蛎八钱（先煎），红枣六枚。

三诊：虚里穴动，略见轻减，形瘦色萎不华，脉象虚弦。再拟前方出入。酒洗大生地八钱，潞党参三钱，阿胶珠三钱，泡麦冬三钱，炙甘草三钱，淮小麦一两，火麻仁三钱，炒牡蛎八钱（先煎），福泽泻二钱，红枣六枚。

四诊：虚里穴动，舌红，脉象虚弦，寒热不清，形瘦色萎，投剂以来，均见轻减。仍用炙甘草汤加桂枝龙牡法，以和营卫。潞党参三钱，酒洗大生地八钱，阿胶珠三钱，泡麦冬三钱，炙甘草三钱，桂枝五分，炒白芍一钱半，火麻仁三钱，煅龙骨八钱（先煎），炒牡蛎八钱（先煎），福泽泻二钱，红枣六枚。

【原按】

本例用炙甘草汤法，生地用量大，酒洗，符合仲景复脉之意（《伤寒论》此方生地用一斤，倍于麦冬、麻仁，以酒七升、水八升煮药），又配用桂枝加龙牡汤以治寒热不清（程老常用此方治营卫不和、气血不足的虚热，一般有效）；甘麦大枣汤以养心安神。由于患者体质阴虚，程老用"泄者敛之、镇之、复之"之法，更为确切，所以有效。本例龙骨、牡蛎属于敛法、镇法，其余补气血、养心之药均是复法。

摘自：上海中医学院．程门雪医案．上海科学技术出版社，2008：66-68.

案 16　颜正华四逆散案

陈某，女，44 岁。

2006 年 3 月 13 日初诊：患者既往有胆囊炎 2 年。现症见心悸半月，伴汗出，头晕，眠差。口干不欲饮，纳少，稍多食则胃满，大便尚调，尿黄，经调，末次月经 3 月 8 日。苔薄黄腻，脉弦细。辨证：心阴不足、肝气郁结之心悸。治则：疏肝理气，养心安神。处方：白蒺藜 12g，柴胡 6g，郁金 12g，枳壳 10g，赤白芍各 12g，丹参 30g，炒酸枣仁 18g，远志 10g，茯苓 30g，苏梗 10g，陈皮 10g，佛手 6g，夜交藤 30g，合欢皮 12g。水煎服，7 剂。

【原按】

本例患者心悸、汗出，为心气血不足，心神失养；头晕、眠差，为气血不足，不能濡养四肢百骸，上荣清窍。胆囊炎，稍多食则胃满，纳少，为脾胃失于健运，肝郁犯脾，气机不调所致。苔薄黄腻，脉弦细示血分阴虚有热，中焦脾胃失于健运，痰湿壅聚。本证属心阴不足，肝气郁滞，治疗当养心安神，疏肝理气。方以四逆散加减，故以白蒺藜、柴胡平肝息风，郁金、枳壳、苏梗、陈皮、佛手理气，炒酸枣仁、远志、茯苓、夜交藤、合欢皮养心安神，赤芍清热，丹参清心，白芍养阴柔肝。诸药相伍，四维和，心神安。

摘自：翟华强，高承琪，白晶．国医大师颜正华临证用药集萃．化学工业出版社，2009：240.

案 17　张云鹏四逆散案

纪某某，男，64 岁。

2003 年 8 月 18 日初诊：胸闷、心悸反复 5 年，近 1 个月来加重。外院诊断为冠心病，时有房早、房颤，近 1 个月频发房颤，服用多种药物无效，神情焦虑，烦躁失眠，自汗盗汗，神疲乏力，对周围事物缺乏兴趣，整日愁眉不展，时胸闷如室。舌质暗红，苔白厚腻，脉细偶结。西医诊断：冠心病，心律失常。中医诊断：心悸。中医辨证：肝失疏泄，气滞心络，兼有痰浊。治则：调理气机，活血和络，清心化痰。投以四逆散加减。处方：柴胡 6g，白芍 12g，枳壳 12g，生甘草 6g，陈皮 9g，姜半夏 12g，丹参 15g，檀香 3g，黄连 6g，淮小麦 30g。服 14 剂后，已有兴趣看报及电视，夜寐稍安，偶有烦躁，无自汗盗汗。舌质暗红，苔薄白，脉细无结象。上方减淮小麦续服，服中药近 3 个月后，胸闷基本消失，未曾发房颤，精神振作，情绪乐观，每晚睡眠时间延长。

摘自：周晴，徐燎宇．张云鹏运用四逆散异病同治之经验．中医文献杂志，2008，(2)：36.

案 18　刘渡舟小柴胡汤案

张某，女，59 岁。

患风湿性心脏病。初冬感冒，发热恶寒，头痛无汗，胸胁发满，兼见心悸，时觉有气上冲于喉，更觉烦悸不安，倍感痛苦。脉来时止而有结象。此为少阳气机郁勃不舒，复感风寒，由于心阳坐镇无权，故见脉结而挟冲气上逆。此证原有风心病而又多郁，外感内伤相杂。治则：解少阳之邪，兼下上冲之气。处方：柴胡 12g，黄芩 6g，桂枝 10g，半夏 9g，生姜 9g，大枣 5 枚，炙甘草 6g。3 剂后诸症皆安。

摘自：陈明．刘渡舟临证验案精选．学苑出版社，1996：90.

案19　孔伯华白虎汤合旋覆代赭汤案

许某，女。

10月16日诊：肝家热郁，气机上逆心包络，心悸时作。肺络为湿热所阻，虽经咯血，尚无大碍。脉象弦滑而数，治当凉化，兼泻肝邪。处方：代赭石一钱，朱拌莲心一钱，旋覆花一钱（布包），鲜茅根一两，知母三钱，生石膏六钱（研先煎），全瓜蒌八钱，川黄柏三钱，净青黛一钱半（布包），丹皮一钱，梨一两，羚羊角一分半（另煎兑入），藕一两，苦杏仁三钱（研）。

摘自：刘观涛．中国百年百名中医临床家丛书·孔伯华．中国中医药出版社，2007：30.

结　语

心悸由心神不安所致，宜甘麦大枣汤，临床可加炒酸枣仁、柏子仁、茯神、生龙骨、生牡蛎等。气虚加黄芪、党参。

心悸，兼有寒热、汗出恶风，脉弦而缓，乃中虚营卫不和之故也，宜桂枝汤、小建中汤，调营卫，建中州，生化气血。

心悸，内伤兼外感，心肾阳虚，见发热，气短，汗出，肢冷，失眠，遗精，脉弱者，桂枝加龙骨牡蛎汤，解肌散邪，调和营卫，又能扶助心阳，固摄肾精。若阳虚较重，腹鸣便溏，完谷不化，脉沉细，可用桂枝甘草龙骨牡蛎汤。

阴邪上逆而从少腹上冲至胸，心悸，宜桂枝加桂汤。

心悸气短，脉沉细无力，左寸尤甚，心阳不足，宜桂枝甘草汤。

心动悸，胸满闷痛，痰阻阳郁者，宜瓜蒌薤白半夏汤，瘀血合用丹参饮。

心脾阳虚，痰饮停积心悸，常见浮肿，大便软，小便短少，舌淡，脉细弱。用苓桂术甘汤，临床可合用小半夏加茯苓汤。

心悸，见低热，口渴，心烦寐少，舌红少苔，脉细数。属于阴虚内热，宜猪苓汤。

脾阳虚弱，宗气乏源，心失温养，而致心悸，重在治脾，宜理中汤温补脾阳。临床常加附子，并配丹参、石菖蒲、远志等活血通脉宽胸。

脾肾阳衰阴盛，水气不化，上凌于心，见心悸动，胸闷，咳嗽、痰多，呕吐食少，宜真武汤。

心阳不足，阴寒充盛，心律过缓，脉来迟涩，心悸气短，胸满，背寒，宜麻黄附子细辛汤。刘渡舟认为，麻黄、细辛在附子的督促之下温经散寒，以扫长空之阴霾，温煦膻宫，复苏心肺气血之功能。常用与生脉饮合方。

心之气阴两伤，心中悸动，宜炙甘草汤。常合用桂枝加龙牡汤、甘麦大枣汤。

肝气郁滞，气滞血瘀，母病及子，症见心神不安，焦虑抑郁，宜四逆散，加丹参、郁金、佛手、白蒺藜疏肝活血，炒酸枣仁、远志、茯苓、夜交藤、合欢皮、小麦养心安神。若郁火挟痰而作，心悸，胸胁满，宜小柴胡汤。

肝胃蕴热，气火上冲，心悸，脉象弦滑而数，可用旋覆代赭汤、白虎汤降逆清胃。

下篇
常用经方篇

　　近年来，许多经方被运用于治疗心血管疾病，取得了良好的疗效。其常用的方剂主要包括：

　　桂枝汤类方：桂枝甘草汤治疗以心悸、心下悸为主的疾病，如肺源性心脏病、风湿性心脏病、冠心病、心律失常；对低血压有效。小建中汤治疗心脾两虚、中气不足导致的高血压，亦可治疗心律失常。炙甘草汤治疗心律不齐，还可治疗病毒性心肌炎、冠心病心绞痛等。

　　苓桂剂：苓桂术甘汤治疗高血压、风湿性心脏病、冠心病、慢性肺源性心脏病、心律失常。苓桂甘枣汤治疗心脏神经官能症、心力衰竭等。五苓散治疗慢性充血性心力衰竭、肺心病心衰、心包积液等。

　　附子剂：麻黄附子细辛汤治疗冠心病、病毒性心肌炎、肺源性心脏病心功能不全、低血压、缓慢型心律失常。四逆汤用于抢救心源性休克、冠心病心绞痛、心肌梗死、心力衰竭等急危重症。真武汤治疗慢性充血性心力衰竭、扩张性心肌病、肺源性心脏病、冠心病、风湿性心脏病、病态窦房结综合征。尤其是慢性充血性心力衰竭阳虚阴盛者，用之尤为适宜。

　　此外，如人参汤治疗冠心病心绞痛，脉迟而弱者。木防己汤治疗肺源性心脏病、风湿性心脏病、渗出性心包炎、慢性心功能不全。防己黄芪汤可治疗慢性风湿性心脏病、肺源性心脏病、心功能不全。小陷胸汤治疗冠心病心绞痛、肺源性心脏病等。枳实薤白桂枝汤治疗冠心病心绞痛、病态窦房结综合征等，也有大量的临床报道。

　　在具体疾病方面，如瓜蒌薤白类方已经成为冠心病治疗的基础方剂之一，有报道栀子大黄汤加味（枳实改枳壳，加桔梗、三七）、胶艾四物汤、肾气丸等用于治疗冠心病。慢性肺源性心脏病，包括肾气丸、真武汤、苓桂术甘汤，外感寒邪、痰饮犯肺者常用的越婢加半夏汤、麻黄附子细辛汤、小青龙汤、葶苈大枣泻肺汤，以及治疗肺热下移于大肠的小承气汤，均有突出的疗效。心律失常治疗方面，桂枝汤、桂枝甘草龙骨牡蛎汤、麻黄附子细辛汤、苓桂术甘汤、炙甘草汤等均有系统的临床研究报道。

在外周血管疾病方面，当归四逆汤堪称在周围血管疾病治疗中的代表方剂，可用于血栓闭塞性脉管炎、雷诺病、结节性多动脉炎、闭塞性动脉硬化症等。黄芪桂枝五物汤对多发性大动脉炎、雷诺病等有效。大黄䗪虫丸、抵当汤治疗下肢深静脉血栓形成、下肢静脉曲张、闭塞性动脉粥样硬化症等有效，尤其适用于血栓闭塞性脉管炎、闭塞性动脉粥样硬化症、下肢深静脉血栓形成等。桂枝茯苓丸治疗血栓性浅静脉炎、深静脉血栓形成。温经汤治疗闭塞性肢端动脉硬化症。此外，肾气丸可用于下肢静脉曲张、多发性大动脉炎、深静脉血栓形成、闭塞性动脉硬化症。四逆汤用于血栓闭塞性脉管炎、动脉硬化性闭塞症。

特别需要指出的是，经方在治疗心血管危重症中有突出的疗效，如人参汤治疗心肌梗死，葶苈大枣泻肺汤治疗慢性肺源性心脏病急性发作，真武汤治疗慢性充血性心力衰竭等。体现了经方擅长治疗重症的特点。

综上，经方用于心血管疾病已经取得较好的疗效，探索经方的合理使用，有效地防止心血管疾病的复发、降低病死率，应该是今后努力的方向。

瓜蒌薤白桂枝汤、瓜蒌薤白白酒汤、瓜蒌薤白半夏汤

【组成】瓜蒌薤白白酒汤：瓜蒌实一枚（捣）　薤白半斤　白酒七升

瓜蒌薤白半夏汤：半夏半斤　瓜蒌实一枚　薤白三两　白酒一斗

枳实薤白桂枝汤：薤白半斤　瓜蒌实一枚（捣）　枳实四枚　厚朴四两桂枝一两

【用法】水煎服。

【功效】化痰通阳。

【方义】

方中瓜蒌、半夏化痰散结，桂枝、薤白、白酒通阳散寒，枳实、厚朴行气降逆宽胸。

【适应证】

痰浊痹阻证，症见胸痹，喘息咳唾，胸背痛，短气宜瓜蒌薤白白酒汤；心痛彻背宜瓜蒌薤白半夏汤；心中痞，留气结在胸，胸满，胁下逆抢心宜瓜蒌薤白桂枝汤。

《金匮要略》第九(3)：胸痹之病，喘息咳唾，胸背痛，短气，寸口脉沉而迟，关上小紧数，瓜蒌薤白白酒汤主之。

《金匮要略》第九(4)：胸痹不得卧，心痛彻背者，瓜蒌薤白半夏汤主之。

《金匮要略》第九(5)：胸痹心中痞，留气结在胸，胸满，胁下逆抢心，枳实薤白桂枝汤主之。

【名家拓展应用】

(1) 今用于胸痹，证属胸阳不振，痰饮上乘，气机闭塞者，苔薄腻，脉弦滑或紧，可合用茯苓杏仁汤、橘枳姜汤、苓桂术甘汤。

(2) 心悸，症见心悸，胸闷时痛，苔薄，脉弦细。

(3) 冠心病，证属痰阻阳郁，胸痛，咳喘，胸脘痞满，苔白，脉滑。

(4) 肺源性心脏病，肺气胀满、痰结在胸，症见咯痰黏稠，心悸喘息，不能平卧。

(5) 风湿性心脏病，心阳郁痹，痰浊内结，症见胸满，沫痰，心悸，气促，舌苔白滑。

心悸、冠心病、肺源性心脏病、风湿性心脏病均可合用茯苓杏仁甘草汤。

(6) 心肌炎，症见胸闷、心慌，时胸背疼痛，恶心，食欲不振。心律失常，症见心悸不宁，胸脘胀痛，大便干结，苔白腻。

【名家临证要点】

李聪甫认为白酒入煎，可推动诸药以通内闭的心阳。此外，气虚宜加生黄芪、人参，气滞加枳壳、青皮、川楝、郁金宣郁，血瘀宜加丹参、红花、生山楂、降香、失笑散、葛根等。

小陷胸汤

【组成】 黄连一两　半夏半升（洗）　瓜蒌实大者一枚

【用法】 水煎服。

【功效】 清热化痰散结。

【方义】

方中半夏化痰散结，黄连清热燥湿，瓜蒌清热化痰。

【适应证】

痰热互结证，正在心下，按之则痛。

《伤寒论》（138）：小结胸病，正在心下，按之则痛，脉浮滑者，小陷胸汤主之。

【名家拓展应用】

（1）今用于冠心病，痰热内阻，症见咳嗽，痰黄，便秘，苔薄黄腻，脉弦滑，常合瓜蒌薤白方。

（2）肺源性心脏病，证属痰热蓄肺，胸闷，咳嗽，喉中痰阻，舌苔白厚。

吴茱萸汤

【组成】 吴茱萸一升（洗）　生姜六两（切）　人参三两　大枣十二枚（擘）

【用法】水煎服。

【功效】散寒益气，降逆和中。

【方义】

方中吴茱萸温肝散寒降逆，生姜温中和胃，人参益气健脾，大枣和中。

【适应证】

中焦虚寒、肝胃气逆证，症见食谷欲呕；干呕，吐涎沫，头痛；呕而胸满。

《伤寒论》(243)：食谷欲呕，属阳明也，吴茱萸汤主之。得汤反剧者，属上焦也。

《金匮要略》第十七(9)：干呕吐涎沫，头痛者，茱萸汤主之。

【名家拓展应用】

今用于高血压，厥阴阴盛阳衰，浊阴冲逆，症见头晕，巅顶重痛，吐清水，饮食减少，舌暗淡而润滑，脉弦迟。

【名家临证要点】

吴茱萸对胃黏膜有强烈的刺激作用，大量使用时，必须根据具体病情，适当地和以甘药，如倍用大枣以和其胃，并随着吴茱萸的用量增加而增加。

旋覆代赭汤

【组成】旋覆花三两　代赭石一两　半夏半升（洗）　生姜五两　人参二两　甘草三两（炙）　大枣十二枚（擘）

【用法】水煎服。

【功效】降逆和胃益气。

【方义】

方中旋覆花、代赭石、半夏、生姜降逆和胃，人参、大枣、甘草和中益气。

【适应证】

痰气阻滞证，心下痞硬，噫气不除。

《伤寒论》（161）：伤寒发汗、若吐、若下，解后，心下痞硬，噫气不除者，旋覆代赭汤主之。

【名家拓展应用】

（1）今用于心悸，证属肝阳上逆心包络，脉弦滑。

（2）高血压，肝气横逆，胃失和降，症见嗳气，呕吐，苔腻，脉弦。

（3）心律失常，证属痰浊上逆，症见心悸，胸闷，苔薄白而润，脉细滑。

【名家临证要点】

方中代赭石苦寒质重，具平肝阳、降逆之功，高血压病患者用之以平肝降逆，则无论阳证或阴证都可用，可重用60g。

旋覆花汤

【组成】旋覆花三两　葱十四茎　新绛少许

【用法】水煎服。

【功效】辛温通络。

【方义】

方中旋覆花、新绛理气活血通络，葱辛温通阳。

【适应证】

气滞血瘀证，肝着，常欲蹈其胸上，但欲饮热。

《金匮要略》第十一(7)：肝着，其人常欲蹈其胸上，先未苦时，但欲饮热，旋覆花汤主之。

【名家拓展应用】

今用于冠心病，证属血瘀阻滞，心痛放射至左臂，舌质紫，脉弦细。

四 逆 散

【组成】柴胡　芍药　甘草（炙）　枳实（破，水渍，炙干）各等份

【用法】原为散剂，今水煎服。

【功效】解郁缓急。

【方义】

方中柴胡、芍药柔肝疏肝，枳实、白芍行气和血止痛，甘草和中缓急。

【适应证】

气滞阳郁证，四逆，其人或咳，或悸，或小便不利，或腹中痛，或泄利下重者。

《伤寒论》（318）：少阴病，四逆，其人或欬，或小便不利，或腹中痛，或泄利下重者，四逆散主之。

【名家拓展应用】

（1）今用于心悸，肝失疏泄，气滞心络，症见胸闷、心悸、神情焦虑或抑郁，烦躁失眠，脉弦。

（2）冠心病，症见胸痛，胃痛，痞满，嗳气不舒，常因情绪刺激而发病或加重，脉弦细。

小柴胡汤

【组成】柴胡半斤　黄芩三两　半夏半升（洗）　人参三两　甘草（炙）生姜各三两（切）　大枣十二枚（擘）

【用法】水煎服。

【功效】和解少阳，调和肝胃。

【方义】

方中柴胡、黄芩清解少阳肝胆郁热，半夏、生姜和胃，人参、甘草益气健脾，生姜、大枣调和营卫。

【适应证】

少阳枢机不利证，症见往来寒热，胸胁苦满，嘿嘿不欲饮食，心烦喜呕，或胸中烦而不呕，或渴，或腹中痛，或胁下痞硬，或心下悸、小便不利，或不渴、身有微热，或咳者。

《伤寒论》（96）：伤寒五六日，中风，往来寒热，胸胁苦满，嘿嘿不欲饮食，心烦喜呕。或胸中烦而不呕，或渴，或腹中痛，或胁下痞硬，或心下悸、小便不利，或不渴、身有微热，或咳者，小柴胡汤主之。此外，尚治疗热入血室，经闭，寒热；以及诸黄，腹痛而呕。

【名家拓展应用】

（1）今用于心悸，证属少阳气机不舒，症见发热恶寒，胸胁满，心悸，脉弦。

（2）高血压，证属肝郁阳亢，症见头晕，苔薄，脉沉弦。

（3）冠心病，证属肝郁气滞，症见性格急躁易怒，舌质红，苔淡黄，脉弦。

葛根黄芩黄连汤

【组成】 葛根半斤　黄芩三两　黄连三两　甘草二两（炙）

【用法】 水煎服。

【功效】 解肌升清，清热燥湿。

【方义】

方中黄连、黄芩清热燥湿，葛根解肌升清止利，甘草和中。

【适应证】

湿热下迫证，利不止，脉促，喘而汗出。

《伤寒论》(34)：太阳病，桂枝证，医反下之，利遂不止，脉促者，表未解也；喘而汗出者，葛根黄芩黄连汤主之。

【名家拓展应用】

今用于高血压，证属痰火上扰，经脉失柔，症见头晕，颈项不舒，口干黏苦，苔薄黄，脉弦紧。

【名家临证要点】

毛德西用本方治疗高血压病项背紧痛者，他认为，应用此方，需注意内热指征，如脉数或苔黄，不可一见项背紧痛便用此方，以免以药误证。

柴胡加龙骨牡蛎汤

【组成】柴胡四两　黄芩一两半　半夏二合半（洗）　人参一两半
生姜一两半（切）　大枣六枚（擘）　桂枝一两半（去皮）　茯苓一两半
龙骨一两半　牡蛎一两半（熬）　铅丹一两半　大黄二两

【用法】水煎服。

【功效】和解清热，镇惊安神。

【方义】

方中柴胡、桂枝、黄芩和解表里，龙骨、牡蛎、铅丹重镇安神，半夏、生姜、茯苓化痰和胃，大黄通腑泄热，人参、大枣益气养营。

【适应证】

少阳郁热上扰心神证，胸满烦惊，小便不利，谵语，一身尽重，不可转侧。

《伤寒论》(107)：伤寒八九日，下之，胸满烦惊，小便不利，谵语，一身尽重，不可转侧者，柴胡加龙骨牡蛎汤主之。

【名家拓展应用】

今用于高血压，证属肝胆郁火上逆，心烦，急躁，失眠，脉弦数，苔薄黄燥。

大柴胡汤

【组成】柴胡半斤　黄芩三两　半夏半升（洗）　生姜五两（切）

大枣十二枚（擘）　枳实四枚（炙）　芍药三两

本方在《金匮要略》中有大黄二两。

【用法】水煎服。

【功效】和解少阳，通腑泄热。

【方义】

方中柴胡、黄芩和解少阳，半夏、生姜降逆和胃，枳实、大黄通腑泄热，生姜、大枣调和营卫。

【适应证】

少阳阳明并病，见呕不止，心下急，郁郁微烦；热结在里，复往来寒热者；心中痞硬，呕吐而下利。

《伤寒论》（103）：太阳病，过经十余日，反二三下之，后四五日，柴胡证仍在者，先与小柴胡汤。呕不止，心下急，郁郁微烦者，为未解也，与大柴胡汤，下之则愈。

【名家拓展应用】

今用于高血压，症见胸脘郁闷，恶心泛呕，性情急躁，眩晕，大便干结，脉弦。

风引汤

【组成】龙骨四两　牡蛎二两　寒水石　滑石　赤石脂　白石脂　紫石英　石膏各六两　桂枝三两　甘草二两　干姜四两　大黄四两

【用法】水煎服。

【功效】清热息风，温阳安神。

【方义】

方中大黄泄热通腑，滑石、石膏、寒水石清热泻火，赤白石脂、紫石英、龙骨、牡蛎潜镇安神，干姜、桂枝、甘草温阳扶正，兼有反佐凉药之功。

【适应证】

风火相煽证，症见热、瘫、痫。

【名家拓展应用】

今用于高血压，证属肝热动风，症见头痛，头晕目眩，急躁易怒，大便干结，小便短赤，口渴，舌质红，苔薄黄，脉弦数。

侯氏黑散

【组成】菊花四十分　黄芩五分　牡蛎三分　白术十分　茯苓三分　人参三分　干姜三分　当归三分　川芎三分　防风十分　桂枝三分　细辛三分　矾石三分　桔梗八分

【用法】原为散，今也作水煎服。

【功效】益气养血，清热息风。

【方义】

方中菊花、黄芩、牡蛎清热息风，人参、白术、茯苓健脾益气，当归、川芎养血活血，桂枝、防风、细辛散寒通络，矾石、桔梗化痰。

【适应证】

气血不足，风热内扰证，大风，四肢烦重，心中恶寒，不足者。

【名家拓展应用】

今用于高血压，证属气虚不足，肝风内动者。

茯苓杏仁甘草汤

【组成】茯苓三两　杏仁五十个　甘草一两。

【用法】水煎服。

【功效】降逆和中。

【方义】

方中茯苓利水，杏仁降逆，甘草和中。

【适应证】

水气痹阻胸阳证，胸痹，胸中气塞，短气。

《金匮要略》第九(6)：胸痹，胸中气塞，短气，茯苓杏仁甘草汤主之。

【名家拓展应用】

今用于肺源性心脏病，症见咳嗽、喘息，伴纳呆，尿少。舌淡苔白。

【名家临证要点】

王伯章常用桃仁代替杏仁，以增强本方活血化瘀之力，并加知母、芦根、贝母清热化痰，人参补益心肺。组成复方茯苓甘草汤：茯苓30g，炙甘草10g，桂枝10g，知母10g，桃仁6g，川贝10g，芦根15g，红参10g。

茯苓甘草汤

【组成】桂枝二两（去皮）　甘草一两（炙）　茯苓二两　生姜三两（切）

【用法】水煎服。

【功效】通阳利水。

【方义】

方中茯苓、生姜利水，桂枝、甘草温阳。

【适应证】

阳虚水泛证，厥而心下悸。

《伤寒论》（355）：伤寒，厥而心下悸，宜先治水，当服茯苓甘草汤，却治其厥，不尔，水渍入胃，必作利也。

【名家拓展应用】

（1）今用于心功能不全，饮内停，胸阳被遏。

（2）心悸、气急，症见四肢厥冷，小便不畅，下肢浮肿，舌淡白，脉迟缓，可合用苓桂术甘汤。

（3）心律失常，证属阳气不足，水饮内停，症见心悸、气短、易汗、畏寒、乏力、呕恶，苔白滑腻。

【名家临证要点】

奚凤霖认为方中需重用茯苓，达 30~60g 为好。茯苓既可健脾利水，又能宁心止悸。

苓桂术甘汤

【组成】桂枝三两（去皮）   甘草二两（炙）   茯苓四两　白术二两

【用法】水煎服。

【功效】健脾通阳化饮。

【方义】

方中白术、茯苓健脾利湿，桂枝、甘草温通阳气。

【适应证】

阳虚饮停证，心下逆满，气上冲胸，起则头眩；心下有痰饮，胸胁支满，目眩；短气有微饮。

《伤寒论》(67)：伤寒若吐若下后，心下逆满，气上冲胸，起则头眩，脉沉紧，发汗则动经，身为振振摇者，茯苓桂枝白术甘草汤主之。

《金匮要略》第十二(16)：心下有痰饮，胸胁支满，目眩，苓桂术甘汤主之。

【名家拓展应用】

(1) 今用于心悸，证属心脾阳虚，痰饮停积，症见惊悸，心痛，气短，肢体浮肿，小便短少，舌淡苔少，脉细而弱。

(2) 高血压因水饮内停所致者。

(3) 冠心病，证属脾虚痰饮内停，症见胸闷畏寒，乏力，劳累、寒冷、饮食之后发作，舌白滑，可合瓜蒌薤白类方合用。

(4) 风湿性心脏病，证属水气凌心，心阳不振，症见头眩短气，心悸，胸闷，动则气喘，小便不利，舌质淡，苔薄白，脉沉细。

(5) 心律失常，因阳气不足，导致水气上冲，心悸不安，周身乏力，舌质淡嫩，脉弦细。

理中丸（人参汤）

【组成】 人参　干姜　甘草（炙）　　白术各三两

【用法】 丸剂或水煎服。

【功效】 益气健脾温阳。

【方义】

方中人参、白术、甘草健脾益气，干姜温中散寒。

【适应证】

中焦虚寒证，霍乱，寒多不用水；喜唾；胸痹。

《金匮要略》第九(5)：胸痹，心中痞，留气结在胸，胸满，胁下逆抢心，枳实薤白桂枝汤主之；人参汤亦主之。

【名家拓展应用】

(1) 今用于胸痹，症见胸痛，面色苍白，冷汗时出，六脉沉弱。

(2) 心悸，证属脾阳受损，心气虚弱。症见心中悸动，胃脘疼痛，食纳不振，便溏不实，苔薄腻，脉细弱。

甘草干姜汤

【组成】 甘草四两（炙）   干姜二两

【用法】 水煎服。

【功效】 温中散寒。

【方义】

方中干姜温中散寒，甘草和中益气。

【适应证】

中阳不足证，厥，吐逆；眩，多涎唾，不渴，小便数。

《伤寒论》(29)：伤寒脉浮，自汗出，小便数，心烦，微恶寒，脚挛急，反与桂枝，欲攻其表，此误也。得之便厥，咽中干，烦躁吐逆者，作甘草干姜汤与之，以复其阳。若厥愈足温者，更作芍药甘草汤与之，其脚即伸；若胃气不和谵语者，少与调胃承气汤；若重发汗，复加烧针者，四逆汤主之。

【名家拓展应用】

今用于胸痹，症见胸闷，气短，脉象沉迟。

五苓散

【组成】猪苓十八铢（去皮）　泽泻一两六铢　茯苓十八铢　白术十八铢
桂枝半两（去皮）

【用法】水煎服。

【功效】利湿渗湿，健脾通阳。

【方义】

方中白术健脾祛湿，茯苓、猪苓、泽泻利水，桂枝温通阳气。

【适应证】

水饮内停证，症见小便不利，微热消渴，脉浮；烦渴，脉浮数；
渴欲饮水，水入则吐；渴而口燥烦，小便不利；脐下有悸，吐涎沫，
巅眩。

《伤寒论》(71)：若脉浮，小便不利，微热，消渴者，五苓散主之。

《伤寒论》(74)：中风发热，六七日不解而烦，有表里证，渴欲饮水，
水入则吐者，名曰水逆，五苓散主之。

【名家拓展应用】

今用于肺源性心脏病，症见心悸气短，肢肿。

防己黄芪汤

【组成】防己一两　白术七钱半（《金匮要略》中有白术三分）
黄芪一两一分（去芦）甘草半两（炒）

【用法】水煎服。

【功效】益气健脾利水。

【方义】

方中黄芪、白术、甘草益气健脾，防己利水渗湿。

【适应证】

风湿，风水，气虚湿停证，症见身重、汗出恶风、脉浮。

《金匮要略》第十四(22)：风水，脉浮身重，汗出恶风者，防己黄芪汤主之。腹痛加芍药。

【名家拓展应用】

（1）今用于肺源性心脏病，每遇秋令或感冒而易复发，下肢浮肿。

（2）心功能不全，证属阳气不足，水湿泛溢，症见心慌气短加重，且下肢浮肿，脉沉细无力。

防己茯苓汤

【组成】 防己三两　茯苓六两　黄芪三两　桂枝三两　甘草二两

【用法】 水煎服。

【功效】 益气通阳，利水渗湿。

【方义】

方中黄芪、桂枝、甘草益气通阳，防己、茯苓利水渗湿。

【适应证】

阳虚水泛肌肤证，皮水为病，四肢肿，水气在皮肤中，四肢聂聂动者。

《金匮要略》第十四(24)：皮水为病，四肢肿，水气在皮肤中，四肢聂聂动者，防己茯苓汤主之。

【名家拓展应用】

今用于心律失常，气虚湿阻，症见心悸，气短，肢冷，关节酸痛，舌苔白腻而胖，质淡，脉濡细。

麻黄附子细辛汤、麻黄附子甘草汤

【组成】麻黄附子甘草汤：麻黄二两（去节）　甘草二两（炙）
附子一枚（炮，去皮，破八片）　按：《金匮要略》中有麻黄三两。

麻黄附子细辛汤：麻黄二两（去节）　细辛二两　附子一枚（炮，去
皮，破八片）

【用法】水煎服。

【功效】温经散寒。

【方义】

方中麻黄、细辛散寒宣肺利水，附子温里助阳，甘草益气缓急。

【适应证】

阳虚外感证，水病，脉沉小。太少两感，无里证，发热、脉沉。

《金匮要略》第十四(26)：水之为病，其脉沉小，属少阴；浮者为风，
无水虚胀者为气。水，发其汗即已，脉沉者，宜麻黄附子汤。

《伤寒论》(301)：少阴病始得之，反发热，脉沉者，麻黄细辛附子汤
主之。

【名家拓展应用】

（1）今用于心悸，寒凝血脉，心律过缓，心悸不安，背恶寒，舌淡
嫩、苔白，脉沉迟无力。

（2）肺源性心脏病，太阳少阴合病，咳喘气促，不能平卧，手足紫
冷，舌淡而紫，脉沉细无力。

（3）心肌炎，证属心脾肾阳虚，症见胸闷心慌，乏力畏冷，舌质淡，
苔白腻，脉沉迟、结代。

（4）心功能不全，症见心悸气喘胸闷，形寒特甚，脘胀，纳差，大便

呈不消化状，舌苔白润，脉结代，可合苓桂术甘汤。

（5）缓慢性心律失常，证属阳气不足，头晕时厥，疲乏无力，少气懒言，畏寒肢冷，脉沉迟无力。

（6）周围血管病，如多发性大动脉炎（头臂干型），无脉症，关节疼痛，晕厥。

【名家临证要点】

本方对虚寒型的心血管病疗效较好。颜德馨认为，方中麻黄虽治咳喘，但作用在肺，其效甚短，必与附子配伍，肺肾同治；细辛功能温饮定喘，用量宜达 4.5~9g，才能起效。

桂枝去芍药加麻黄附子细辛汤

【组成】 桂枝三两　麻黄二两　细辛二两　附子一枚（炮）　生姜三两甘草二两　大枣十二枚

【用法】 水煎服。

【功效】 散寒通阳重剂。

【方义】

方中用麻黄附子细辛汤温里散寒，桂枝、生姜、甘草温通阳气，大枣和营。

【适应证】

阳虚饮停证，心下坚，大如盘，边如旋杯，水饮所作。

《金匮要略》第十四(31)：气分，心下坚大如盘，边如旋杯，水饮所作。桂枝去芍药加麻黄细辛附子汤主之。

【名家拓展应用】

今用于肺源性心脏病，心阳不振，大气不运，受寒发作，咳喘，夜难平卧，心下坚满，下肢浮肿面色灰滞。舌质紫，苔薄，脉沉细。

肾气丸

【组成】干地黄八两　薯蓣四两　山茱萸四两　泽泻三两　茯苓三两
牡丹皮三两　桂枝一两　附子一两（炮）

【用法】原作丸服，今也可水煎服。

【功效】滋阴化气，补肾利水。

【方义】

方中地黄滋阴，附子、肉桂温阳化气，山药、山茱萸固涩敛精，泽泻、茯苓利水渗湿，牡丹皮活血凉血。

【适应证】

肾阴阳两虚证，虚劳腰痛，少腹拘急，小便不利；男子消渴，小便反多，以饮一斗，小便一斗；转胞，不得溺。

《金匮要略》第六(15)：虚劳腰痛，少腹拘急，小便不利者，八味肾气丸主之。

《金匮要略》第十三(3)：男子消渴，小便反多，以饮一斗，小便一斗，肾气丸主之。

《金匮要略》第二十二(19)：问曰：妇人病，饮食如故，烦热不得卧而反倚息者，何也？师曰：此名转胞，不得溺也，以胞系了戾，故致此病。但利小便则愈，宜肾气丸主之。

【名家拓展应用】

(1) 今用于心悸，阳虚阴盛而水寒不化，症见心动悸，胸憋喘促，咳吐泡沫状白痰量多。四末厥冷，舌白滑。

(2) 高血压，证属肾阴亏虚，肾阳不足，水火失济，肝木失涵。

（3）眩晕，面部微浮，舌淡苔白厚，脉象细缓。

（4）冠心病，证属心肾阳虚，症见活动气短，夜尿次多，畏寒蜷卧，腰酸足软，脉细。

真 武 汤

【组成】茯苓三两　白术二两　生姜三两（切）　芍药三两　附子一枚（炮，去皮，破八片）

【用法】水煎服。

【功效】温阳散寒，健脾缓急。

【方义】

方中附子温里助阳，白术、茯苓健脾利湿，生姜和胃利水，白芍敛阴缓急。

【适应证】

阳虚水停证，心下悸，头眩，身瞤动，振振欲僻地；腹痛，小便不利，四肢沉重疼痛，下利，或咳，或小便利，或下利，或呕。

《伤寒论》（316）：少阴病，二三日不已，至四五日，腹痛，小便不利，四肢沉重疼痛，自下利者，此为有水气，其人或咳，或小便利，或下利，或呕者，真武汤主之。

【名家拓展应用】

（1）今用于高血压，阳虚水逆，头晕，耳鸣，劳累则加重，晚间尿频，怕冷，手足偏凉，舌偏淡苔滑，脉沉细。

（2）风湿性心脏病，脾肾阳虚水泛，咳嗽气促，心悸，动则尤甚，神萎乏力，下肢浮肿。苔薄白，脉沉细，可合用五苓散。

（3）肺源性心脏病，动则心悸气短，下肢逐渐浮肿，心下痞满，咳吐白痰，尿少，脉弦细，可合用越婢汤。

（4）心功能不全，心肾阳虚，症见纳差，脘腹胀满，活动后心悸气短明显，下肢浮肿。

（5）周围血管病，如血栓闭塞性脉管炎，证属阳虚寒凝，下肢凉痛紫黑或苍白，脉细无力。

附 子 汤

【组成】附子二枚（炮，去皮，破八片）　茯苓三两　白术四两　人参二两　芍药三两。

【用法】水煎服。

【功效】健脾温阳，散寒和络。

【方义】

方中附子温里散寒，人参益气健脾，白术、茯苓健脾祛湿，白芍和络缓急止痛。

【适应证】

寒湿痹阻证，症见身体痛，骨节痛，手足寒，背恶寒，脉沉。

《伤寒论》（305）：少阴病，身体痛，手足寒，骨节痛，脉沉者，附子汤主之。

《金匮要略》第二十（3）：妇人怀娠六七月，脉弦发热，其胎愈胀，腹痛恶寒者，少腹如扇，所以然者，子藏开故也，当以附子汤温其藏。

【名家拓展应用】

（1）今用于胸痹，证属阳虚阴凝，血瘀心脉，胸闷心痛，气促心悸，神疲畏寒，动则汗出，脉沉细。

（2）高血压，阳虚湿盛，症见头晕，四肢发胀，腿软沉重，腰部酸痛，小便频，脉沉迟。

（3）冠心病，阳虚阴凝，症见胸闷心痛，气促心悸，神疲畏寒，大便溏，脉沉细等。

赤　　丸

【组成】乌头二两（炮）　细辛一两　半夏四两（洗）　茯苓四两

【用法】水煎服。

【功效】散寒降逆。

【方义】

方中乌头、细辛温阳散寒止痛，半夏、茯苓降逆化痰除湿。

【适应证】

阴寒内盛，厥逆。

《金匮要略》第十(16)：寒气厥逆，赤丸主之。

【名家拓展应用】

今用于周围血管病，如血管闭塞性脉管炎，寒湿凝滞，症见两足冰冷，麻木，刺痛，舌质淡，脉沉。

四逆汤、通脉四逆汤

【组成】甘草二两（炙）　干姜一两半　附子一枚（生用，去皮，破八片）

上方附子大者一枚，干姜三两，即通脉四逆汤。

【用法】水煎服。

【功效】温里散寒通阳。

【方义】

方中附子、干姜温里散寒，甘草甘缓解毒。

【适应证】

阳虚寒盛证，吐利，汗出，身有微热，恶寒，内拘急，四肢疼，下利厥逆而恶寒者。脉沉弱，脉微欲绝。

《伤寒论》(317)：少阴病，下利清谷，里寒外热，手足厥逆，脉微欲绝，身反不恶寒，其人面色赤，或腹痛，或干呕，或咽痛，或利止脉不出者，通脉四逆汤主之。

《伤寒论》(388)：吐利汗出，发热恶寒，四肢拘急，手足厥冷者，四逆汤主之。

【名家拓展应用】

(1) 今用于心肌炎，阳虚阴凝，症见心悸，怔忡，语声低微，四肢欠温，乏力，舌苔润，脉沉细。

(2) 心功能不全，心阳虚脱，症见小便失禁，神志不清，面色㿠白，口唇青紫，四肢发凉，时喃喃自语，苔白少津，脉微欲绝。

(3) 缓慢性心律失常，阳虚阴凝，症见头晕心慌，畏寒、下肢冷，心率慢，舌胖苔薄白而干，脉沉迟时见结代。

四逆加人参汤

【组成】四逆汤加人参一两

【用法】水煎服。

【功效】益气生津，温阳散寒。

【方义】

方中四逆汤温阳散寒，人参益气生津。

【适应证】

阳气不足，阴寒内盛证，症见恶寒，脉微而复利，利止亡血。

《伤寒论》(385):恶寒、脉微而复利,利止,亡血也,四逆加人参汤主之。

【名家拓展应用】

(1) 今用于胸痹,胸中寒饮,阻遏胸阳,症见胸闷气短,舌淡,脉沉迟,四肢发凉。

(2) 冠心病,阳气不足,症见胸闷心痛,小便频数身寒,脉缓。

(3) 风湿性心脏病,阳气不足,症见胸闷,动则气喘,怯寒肢冷,脉沉弱。

甘草附子汤

【组成】 附子二枚(炮,去皮,破)　桂枝四两(去皮)　白术二两甘草二两(炙)

【用法】 水煎服。

【功效】 温阳散寒除湿。

【方义】

方中附子、桂枝温阳散寒,白术健脾除湿,甘草和中解毒。

【适应证】

寒湿痹证,症见骨节疼烦,掣痛不得屈伸,近之则痛剧,汗出短气,小便不利,恶风不欲去衣,或身微肿者。

《伤寒论》(175):风湿相搏,骨节疼烦,掣痛不得屈伸,近之则痛剧,汗出短气,小便不利,恶风不欲去衣,或身微肿者,甘草附子汤主之。

【名家拓展应用】

(1) 今用于风湿性心脏病,风寒湿相搏,累及心阳,症见心悸短气,汗出恶风,关节冷痛,小便不利,下肢浮肿,脉象沉细。

(2) 周围血管病,阴寒血瘀,症见肢体麻木,疼痛,苍白冰冷,受凉后加重,脉弦细。

乌头赤石脂丸

【组成】乌头一分（炮）　炮附子半两（一法一分）　蜀椒一两（一法二分）
干姜一两（一法一分）　赤石脂一两（一法二分）

【用法】丸服，今也作水煎服。

【功效】散寒止痛。

【方义】

方中乌头、附子、川椒、干姜辛热散寒，赤石脂温敛阳气。

【适应证】

寒凝胸阳不振证，症见心痛彻背，背痛彻心。

《金匮要略》第九(9)：心痛彻背，背痛彻心，乌头赤石脂丸主之。

【名家拓展应用】

今用于冠心病，阴寒凝聚，症见心痛，夜间发作，肢冷，舌胖，舌淡
紫，脉沉涩。

【名家临证要点】

奚凤霖认为痛剧而伴肢冷汗出者，宜用乌头。翁维良认为因寒内闭，
疼痛难忍，或痛无休止，脉沉肢冷者，宜选乌头赤石脂丸。

摘自：翁维良，于英奇．杂病证治．人民卫生出版社，1983：58.

桂枝芍药知母汤

【组成】桂枝四两　芍药三两　甘草二两　生姜五两　麻黄二两
附子二枚（炮）　防风四两　白术五两　知母四两

【用法】水煎服。

【功效】解表散寒，祛风除湿，清热润燥。

【方义】

方中麻黄、桂枝、生姜、防风解表散寒，附子、白术温里祛湿，芍药、知母清热润燥，甘草调和诸药。

【适应证】

风寒痹阻郁热证，症见诸肢节疼痛，身体尪羸，脚肿如脱，头眩短气，温温欲吐。

《金匮要略》第五(8)：诸肢节疼痛，身体尪羸，脚肿如脱，头眩短气，温温欲吐，桂枝芍药知母汤主之。

【名家拓展应用】

今用于周围血管病，寒湿热内郁，深静脉血栓形成，症见下肢凉痛，恶寒，无力，质淡，苔黄腻，脉象滑数。

【名家临证要点】

唐祖宣认为，方中麻黄能去营中之寒邪，用量少则不能起作用，最大可用30g。附子运用少则15g，多则60g，但应先煎以去其毒。

炙甘草汤

【组成】生地黄一斤（酒洗）　阿胶二两　麦门冬半斤（去心）麻仁半升　甘草四两（炙）　桂枝三两（去皮）　人参二两　生姜三两（切）大枣三十枚（擘）　清酒七升

【用法】水煎服。

【功效】滋阴益气，通阳复脉。

【方义】

方中生地、阿胶、麦冬、麻仁、大枣滋阴润燥，人参、甘草、桂枝、生姜、酒益气通阳复脉。

【适应证】

阴阳两虚证，脉结代，心动悸。

《伤寒论》（177）：伤寒脉结代，心动悸，炙甘草汤主之。

【名家拓展应用】

（1）今用于心悸、胸痹，症见心痛，乏力，脉沉细弱。

（2）冠心病，心之阴阳俱不足，症见心痛，乏力，舌淡，脉弦硬。

（3）心肌炎，症见胸闷，心悸，疲倦乏力，舌淡边有齿印，苔少，脉结代。

（4）心律失常，症见心悸时作，气短神疲乏力，口干，脉时结时促时代。本方可根据病情合用瓜蒌薤白桂枝汤、苓桂术甘汤、小柴胡汤等。

【名家临证要点】

刘鹤一认为，此方中以生地、酒为主药，不可缺少。邓铁涛主张重用炙甘草 30g。万友生认为本方临床的禁忌证：①浮肿者禁用；②中满、便溏者禁用；③咯血者禁用。此外，炙甘草汤方应用必须是虚多实少的才适宜，而且还要根据寒热多少而灵活加减其温清药量，才能恰到好处。如属实多虚少的，就不太适用。若属单纯气虚而寒或血虚而热的，那则更不宜用。

桂　枝　汤

【组成】桂枝三两（去皮）　芍药三两　甘草二两（炙）　生姜三两（切）大枣十二枚（擘）

【用法】水煎服。

【功效】调和营卫，调和阴阳。

【方义】

方中桂枝、甘草温阳，芍药、甘草和阴，生姜、大枣调和营卫。

【适应证】

营卫不和证，症见发热，自汗，恶寒，恶风，头痛，鼻鸣、干呕。

《伤寒论》（12）：太阳中风，阳浮而阴弱。阳浮者，热自发，阴弱者，汗自出。啬啬恶寒，淅淅恶风，翕翕发热，鼻鸣干呕者，桂枝汤主之。

【名家拓展应用】

（1）今用于心悸，中虚营卫失和。心悸无力，症见周身不适，时有寒热、汗出，舌淡少苔，脉弦缓。

（2）心律失常，证属心气不足，症见劳后更甚，食欲下降，虚汗不止，乏力，脉缓，可合用生脉饮。

桂枝甘草汤

【组成】 桂枝四两（去皮）　甘草二两（炙）

【用法】 水煎服。

【功效】 温补心阳。

【方义】

方中桂枝、甘草辛甘化阳。

【适应证】

心阳不足证，症见叉手自冒心，心下悸，欲得按者。

《伤寒论》（64）：发汗过多，其人叉手自冒心，心下悸，欲得按者，桂枝甘草汤主之。

【名家拓展应用】

（1）今用于心悸，症见汗出多，气短，精神不振，脉沉细无力。

（2）心肌炎，证属心阳不足，症见心悸、胸闷、劳累后易发，乏力头晕，脉沉细无力，脉律不整。

【名家临证要点】

邢锡波认为，温补降纳用肉桂，疏风宣表用桂枝。因此，根据本方方证以用肉桂为宜。若脉微弱，自汗出，四肢逆冷，必须加附子，效果方能显著。

桂枝加桂汤

【组成】桂枝五两（去皮）　生姜三两（切）　甘草二两（炙）　芍药三两
大枣十二枚（擘）

【用法】水煎服。

【功效】调和阴阳，温阳降逆。

【方义】

方中桂枝汤调和阴阳，重用桂以温阳降逆。

【适应证】

阳虚气逆证，症见奔豚，气从少腹上冲心。

《伤寒论》(117)：烧针令其汗，针处被寒，核起而赤者，必发奔豚。气从少腹上冲心者，灸其核上各一壮，与桂枝加桂汤，更加桂二两也。

【名家拓展应用】

（1）今用于心悸，因惊恐而起，心悸不宁，自觉气从少腹上冲至胸，畏寒肢冷，脉象细弦。

（2）胸痹，证属寒邪乘虚上犯，症见心痛，气短，气从小腹往上冲至咽喉，头晕，脉弦。

桂枝加附子汤

【组成】桂枝三两（去皮）　芍药三两　甘草二两（炙）　生姜三两（切）

大枣十二枚（擘）　　附子一枚（炮，去皮，破八片）

【用法】水煎服。

【功效】调和营卫，温阳散寒。

【方义】

方中桂枝汤调和营卫、止汗缓急，附子温阳散寒。

【适应证】

阳虚肌表不固证，症见漏汗不止，恶风，小便难，四肢微急，难以屈伸。

《伤寒论》（20）：太阳病，发汗，遂漏不止，其人恶风，小便难，四肢微急，难以屈伸者，桂枝加附子汤主之。

【名家拓展应用】

今用于胸痹，胸痛，症见面色苍白，四肢欠温，舌质淡，舌苔白，脉弦细紧而迟。

桂枝加芍药汤、桂枝加大黄汤

【组成】桂枝三两（去皮）　　芍药六两　　甘草二两（炙）　　生姜三两（切）
大枣十二枚（擘）

上方加大黄二两，即桂枝加大黄汤。

【用法】水煎服。

【功效】通阳，和络，止痛。

【方义】

方中桂枝汤调和营卫，加芍药和络缓急，大黄泄热通腑。

【适应证】

瘀血阻络证，症见腹满时痛。或大实痛者。

《伤寒论》（279）：本太阳病，医反下之，因尔腹满时痛者，属太阴也，桂枝加芍药汤主之；大实痛者，桂枝加大黄汤主之。

【名家拓展应用】

（1）今用于胸痹，证属胸阳不振，气滞血瘀，症见胸闷胸痛，易感冒。

（2）冠心病，证属气血两亏，瘀血阻络，症见心痛，乏力，舌略紫，脉细；或腑气不通，上腹胀满，大便不爽。

（3）心肌炎，症见胸闷微痛，脉沉迟无力，合当归芍药散。

桂枝加龙骨牡蛎汤

【组成】桂枝　芍药　生姜各三两　甘草二两　大枣十二枚　龙骨

牡蛎各三两

【用法】水煎服。

【功效】调和营卫，安神敛精。

【方义】

方中桂枝汤调和营卫，龙骨、牡蛎安神收敛。

【适应证】

阴阳不和，心神不固证，症见男子失精，女子梦交，脉芤动微紧。

《金匮要略》第六（8）：夫失精家，少腹弦急，阴头寒，目眩，发落，脉极虚芤迟，为清谷、亡血、失精。脉得诸芤动微紧，男子失精，女子梦交，桂枝龙骨牡蛎汤主之。

【名家拓展应用】

（1）今用于心悸，证属营卫不和，症见汗出，易感冒，体力虚弱，脉细弱。

（2）高血压，证属心阳不振，肝阳上扰，症见胸闷，心悸，怕冷，手足无力，夜不安寐，脉弦。

桂枝去芍药加蜀漆龙骨牡蛎救逆汤

【组成】桂枝三两（去皮）　甘草二两（炙）　生姜三两（切）大枣十二枚（擘）　牡蛎五两（熬）　龙骨四两　蜀漆三两（洗去腥）

【用法】水煎服。

【功效】温阳化痰安神。

【方义】

方中桂枝、生姜、甘草温阳，大枣养血，蜀漆化痰，龙骨、牡蛎安神。

【适应证】

阳虚痰浊上扰证，症见惊狂，卧起不安。

《伤寒论》（112）：伤寒脉浮，医以火迫劫之，亡阳必惊狂，卧起不安者，桂枝去芍药加蜀漆龙骨牡蛎救逆汤主之。

【名家拓展应用】

今用于心律失常，心悸，胸脘气闷，起卧不安，苔薄，脉细至数不调。

桂枝甘草龙骨牡蛎汤

【组成】桂枝一两（去皮）　甘草二两（炙）　牡蛎二两（熬）　龙骨二两

【用法】水煎服。

【功效】温补心阳，重镇安神。

【方义】

方中桂枝、甘草温补心阳，龙牡重镇安神。

【适应证】

阳虚心神不安证，症见烦躁。

《伤寒论》(118)：火逆下之，因烧针烦躁者，桂枝甘草龙骨牡蛎汤主之。

【名家拓展应用】

(1) 今用于心悸，证属心阳不振，心悸不宁，症见胸闷气促，腹鸣便溏，脉沉细。

(2) 心律失常，证属心气不足，症见心悸，手足不温，脉沉细。

小建中汤、黄芪建中汤

【组成】 桂枝三两（去皮）　芍药六两　大枣十二枚（擘）甘草二两（炙）生姜三两（切）　胶饴一升

上方加黄芪一两半，即黄芪建中汤。

【用法】 水煎服。

【功效】 益气建中。

【方义】

方中饴糖甘温补中，黄芪益气固表，桂枝、白芍温阳益阴、和络缓急，甘草和中，生姜、大枣调和营卫。

【适应证】

中焦不和，气血营卫不足证，虚劳里急，腹中痛，悸，衄，梦失精，四肢酸疼，手足烦热，咽干口燥，心中悸而烦。黄芪建中汤主治虚劳里急，诸不足。

《伤寒论》(100)：伤寒，阳脉涩，阴脉弦，法当腹中急痛，先与小建中汤，不差者，小柴胡汤主之。

《伤寒论》（102）：伤寒二三日，心中悸而烦者，小建中汤主之。

《金匮要略》第六（14）：虚劳里急，诸不足，黄芪建中汤主之。

【名家拓展应用】

今用于冠心病，证属脾胃中虚，宗气不足，症见心痛，喜温欲按，心悸气怯，头晕乏力，舌淡胖，脉濡弱。

黄芪桂枝五物汤、桂枝加黄芪汤

【组成】 黄芪桂枝五物汤：黄芪三两　芍药三两　桂枝三两　生姜六两枣十二枚

桂枝加黄芪汤：黄芪二两　甘草二两　桂枝三两　芍药三两　生姜三两大枣十二枚

【用法】 水煎服。

【功效】 益气建中。

【方义】

方中黄芪益气固表，桂枝、白芍温阳益阴、和络缓急，甘草和中，生姜、大枣调和营卫。若去甘草，加重黄芪、生姜，即黄芪桂枝五物汤，本方益气发表之功较强。

【适应证】

气虚肌表不固证。黄芪桂枝五物汤主治外证身体不仁，如风痹状。桂枝加黄芪汤主治发黄、汗出，腰髋弛痛，身疼重，烦躁。

《金匮要略》第六（2）：血痹阴阳俱微，寸口关上微，尺中小紧，外证身体不仁，如风痹状，黄芪桂枝五物汤主之。

《金匮要略》第十四（29）：黄汗之病，两胫自冷；假令发热，此属历节。食已汗出，又身尝暮盗汗出者，此劳气也。若汗出已反发热者，久久

其身必甲错；发热不止者，必生恶疮。若身重，汗出已辄轻者，久久必身
瞤，瞤即胸中痛，又从腰以上汗出，下无汗，腰髋弛痛，如有物在皮中状，
剧者不能食，身疼重，烦躁，小便不利，此为黄汗，桂枝加黄芪汤主之。

【名家拓展应用】

（1）今用于心肌炎，症见心气亏虚，心慌，胸闷，气短，劳累诱发，
畏寒，脉细弦。

（2）心律失常，症见神疲乏力，畏寒，心悸怔忡，头晕，脉弦重按
无力。

（3）周围血管病，气虚脉络不利，症见肢体疼痛、麻木、酸软无力，
间歇性跛行，伴乏力、气短、自汗、畏风，脉沉细。

当归四逆汤、当归四逆加吴茱萸生姜汤

【组成】当归三两　芍药三两　大枣二十五枚（擘，一法十二枚）
桂枝三两（去皮）　甘草二两（炙）　细辛三两　通草二两

本方加生姜半斤（切），吴茱萸二升，清酒六升，即当归四逆加吴茱
萸生姜汤。

【用法】水煎服。

【功效】散寒活血通脉。

【方义】

方中桂枝、细辛、通草、甘草辛温散寒通脉，当归、白芍、大枣养血
活血。加吴茱萸、生姜、酒温里散寒。

【适应证】

寒凝血瘀证，症见手足厥寒，脉细欲绝。或内有久寒。

《伤寒论》（351）：手足厥寒，脉细欲绝者，当归四逆汤主之。

《伤寒论》（352）：若其人内有久寒者，宜当归四逆加吴茱萸生姜汤主之。

【名家拓展应用】

（1）今用于胸痹，症见胸痛，形寒畏冷，手足不温，脉沉细无力。

（2）冠心病，症见心痛，天寒加重，肢冷痛，月经延期，量少色淡，经来隐隐作痛，舌质紫，脉沉细而涩。

（3）周围血管病，血栓性腹壁浅静脉炎，腹壁静脉扩张，寒凝瘀血阻遏脉道，疼痛，舌苔薄白。雷诺病，苍白青紫，脉缓、弦细。

芎归胶艾汤

【组成】川芎二两　当归三两　芍药　干地黄各四两　阿胶二两　艾叶三两　甘草二两

【用法】水煎服。

【功效】养血活血。

【方义】

本方四物汤养血活血，艾叶温经散寒，阿胶养血滋阴，甘草和中。

【适应证】

血虚血瘀证，症见漏下，腹中痛。

《金匮要略》第二十（4）：妇人有漏下者，有半产后因续下血都不绝者，有妊娠下血者。假令妊娠腹中痛，为胞阻，胶艾汤主之。

【名家拓展应用】

今用于冠心病，证属气虚血亏，瘀阻脉络，症见胸痛，经色淡量少，神疲乏力，舌淡，脉沉细。

桂枝茯苓丸

【组成】桂枝　茯苓　芍药　牡丹（去心）　桃仁（去皮尖，熬）各等份

【用法】原为丸剂，今水煎服。

【功效】活血化瘀。

【方义】

方中桃仁、芍药、牡丹皮活血化瘀，桂枝温通经脉，茯苓利湿。

【适应证】

瘀阻下焦证，症见癥病，漏下不止。

《金匮要略》第二十(2)：妇人宿有癥病，经断未及三月，而得漏下不止，胎动在脐上者，为癥痼害。妊娠六月动者，前三月经水利时，胎也。下血者，后断三月衃也。所以血不止者，其癥不去故也，当下其癥，桂枝茯苓丸主之。

【名家拓展应用】

（1）今用于高血压，证属瘀血内阻，症见头痛如刺，月经推迟，舌质暗，苔薄黄。

（2）心功能不全，静脉回流受阻，肝脏肿大，上腹痞块，舌苔薄黄，中有剥痕，脉象细涩。

抵当汤

【组成】水蛭（熬）　虻虫各三十个（去翅足，熬）　桃仁二十个（去皮尖）　大黄三两（酒洗）

【用法】水煎服。

【功效】破血逐瘀泄热。

【方义】

风中桃仁、水蛭、虻虫破血逐瘀，大黄逐瘀泄热。

【适应证】

蓄血证，症见发狂，喜忘，少腹硬满，小便自利。屎虽硬，大便反易，其色必黑。脉微而沉，脉沉结。

《伤寒论》(124)：太阳病六七日，表证仍在，脉微而沉，反不结胸，其人发狂者，以热在下焦，少腹当硬满，小便自利者，下血乃愈。所以然者，以太阳随经，瘀热在里故也，抵当汤主之。

《金匮要略》第二十七(14)：妇人经水不利下，抵当汤主之（亦治男子膀胱满急有瘀血者）。

【名家拓展应用】

(1) 今用于肺性脑病，神志昏睡，言语错乱，烦躁不安，大便秘结，舌质红绛，可合用葶苈大枣泻肺汤。

(2) 周围血管病，大动脉炎，无脉症，瘀热阻于血脉，少腹部硬满，扪之疼痛，大便干燥，面色青黑，唇口紫暗，舌质紫暗，挟有瘀斑。

小青龙汤

【组成】麻黄三两（去节）　芍药三两　甘草（炙）　桂枝（去皮）各三两　细辛　干姜各三两　五味子半升　半夏半升（洗）

【用法】水煎服。

【功效】温散寒饮。

【方义】

方中麻黄、桂枝散寒宣肺利水，干姜、半夏、细辛温阳化饮，五味子、白芍敛阴反佐，甘草调和诸药。

【适应证】

风寒水饮证，症见干呕，发热而咳，或渴，或利，或噎，或小便不利、少腹满，或喘；溢饮，咳逆倚息，不得卧。

《伤寒论》(40)：伤寒表不解，心下有水气，干呕发热而咳，或渴，或利，或噎，或小便不利，少腹满，或喘者，小青龙汤主之。

《金匮要略》第十二(23)：病溢饮者，当发其汗，大青龙汤主之；小青龙汤亦主之。

【名家拓展应用】

今用于肺源性心脏病，太阳寒水郁热于肺，感冒风寒而急性发作，寒热咳喘，脉弦紧数。

木防己汤

【组成】 木防己三两　桂枝二两　人参四两　石膏十二枚（鸡子大）

【用法】 水煎服。

【功效】 清热益气，通阳利水。

【方义】

方中石膏清热泻火，桂枝、防己通阳利水，人参益气扶正。

【适应证】

饮郁化热证，膈间支饮，喘满，心下痞坚，面色黧黑，脉沉紧。

《金匮要略》第十二(24)：膈间支饮，其人喘满，心下痞坚，面色黧黑，其脉沉紧，得之数十日，医吐下之不愈，木防己汤主之。

【名家拓展应用】

(1) 今用于肺源性心脏病，宿有支饮，复感新邪，恶寒发热，胸闷喘息，口渴苔黄，下肢浮肿。

（2）心功能不全，证属饮邪内停，阳气被遏，症见咳逆倚息，胸闷心悸，短气不得卧，口苦，腹胀，大便干结。

竹叶石膏汤

【组成】竹叶二把　石膏一斤　麦门冬一升（去心）　半夏半斤（洗）人参二两　甘草二两（炙）　粳米半升

【用法】水煎服。

【功效】清热养阴，益气和中。

【方义】

方中竹叶、石膏清热泻火，麦冬滋阴润燥，人参、甘草、粳米健脾益气和中，半夏降逆和胃。

【适应证】

热伤气阴证，症见虚羸少气，气逆欲吐。

《伤寒论》（397）：伤寒解后，虚羸少气，气逆欲吐，竹叶石膏汤主之。

【名家拓展应用】

今用于心肌炎，证属热毒内犯心肺，气阴两伤，症见发热咳嗽，烦躁，口干渴饮，纳差，舌质红，脉数。

己椒苈黄丸

【组成】防己　椒目　葶苈（熬）各一两　大黄各一两

【用法】原为丸剂，今水煎服。

【功效】泄热逐水。

【方义】

方中大黄泄热通腑，防己、葶苈子利水，椒目化气利水。

【适应证】

水热结滞证，肠间有水气，腹满，口舌，干燥。

《金匮要略》第十二(29)：腹满，口舌干燥，此肠间有水气，己椒苈黄丸主之。

【名家拓展应用】

今用于心功能不全，饮停化热，症见喘憋，水肿，腹胀如鼓，口干，苔黄腻。

【名家临证要点】

史载祥认为方中防己、花椒一寒一热，辛开苦泄，是张仲景通闭破结之大法。葶苈子泄水，大黄攻坚，泻肺利大肠，逐水邪从大便而去。

牡蛎泽泻散

【组成】牡蛎　栝楼根　葶苈子　泽泻　商陆　蜀漆　海藻各等份
【用法】为散，白饮和服。今亦用水煎服。
【功效】利水化痰、软坚润燥。

【方义】

方中葶苈子、泽泻、商陆、蜀漆逐水利湿化痰，海藻、牡蛎软坚利水，栝楼根润燥化痰。

【适应证】

水湿下注证，腰以下有水气。

《伤寒论》(395)：大病瘥后，从腰以下有水气者，牡蛎泽泻散主之。

【名家拓展应用】

今用于心功能不全，证属水热壅滞，痰气互结，气化不利。症见浮肿，心悸，咳嗽气喘，痰黄质黏，腹部胀满，小便量少，大便干结。舌苔黄腻，脉沉数。

【名家临证要点】

吴延忠认为方中牡蛎、海藻既可软坚散结化痰，又可养阴活血润燥，对顽固性心力衰竭引起的水肿非常有效。

甘麦大枣汤

【组成】 甘草三两　小麦一斤　大枣十枚

【用法】 水煎服。

【功效】 和肝脾，安心神。

【方义】

方中小麦清心安神，大枣养血和肝，甘草益气和中。

【适应证】

肝脾不和证，妇人脏躁，喜悲伤欲哭，象如神灵所作，数欠伸。

《金匮要略》第二十二（6）：妇人脏躁，喜悲伤欲哭，象如神灵所作，数欠伸，甘麦大枣汤主之。

【名家拓展应用】

本方是治疗心律失常、心肌炎、中医心悸证的基础方剂之一。